知りたいことがすぐわかり、食事療法にすぐに役立つ

腎臓病の人のための早わかり食品成分表

吉田美香 著

はじめに

　本書は、腎臓病で食事の管理が必要な人のための食品成分表です。

　腎臓病では、食事に含まれるエネルギー、タンパク質、塩分、カリウム、リン、水分のそれぞれの量について十分な配慮が必要です。

　そこで、本書では、ふだん使うことの多い身近な食品について、目安量あたりに含まれるこれら6つの栄養成分値を、食品写真とともに一目でわかるように載せてあります。腎臓病の観点から見た各食品の特徴と適量を把握するうえで大いに参考になりますし、自分にとって注意しなければならない栄養成分のデータに焦点を当てれば、献立作りの際の食材選びや、食材の使用量の調節に利用できます。

　また、献立に使うある食材をわずかな量だけ増減すると、たとえばタンパク質の量がどれほど増減するかや、煮たり、焼いたりといった加熱調理をすると、各栄養成分値がどう変化するかが一目でわかる早見表もつけてあります。

　日々の食事療法を進めるうえで、患者さんやその家族の方々に、本書を少しでも役立てていただければ、これに過ぎる喜びはありません。

吉田美香

腎臓病の人のための早わかり食品成分表 —— 目次

腎臓病の治療では食事療法は重要な役割を担っています………… 6
糖尿病の合併症としての腎臓病も早期発見して食事療法を行います… 8
タンパク質は腎臓病の程度に合わせて摂取量を制限します ………… 10
自分に合った適正なエネルギー量をしっかりとることも重要です …… 13
食塩も病気の程度に合わせて摂取量を減らします ………………… 15
食品からとるカリウム量を減らすことが必要な場合もあります ……… 20
リンや水分の摂取を、医師から指示されることもあります ………… 22
新たに定められた診療ガイドにもとづく基準値で
食事療法を行うようにします ……………………………………… 23
《この本を上手にお使いいただくために》 ………………………… 25
《この本の約束ごとと注意点》 …………………………………… 28

目安量でわかる食品の栄養成分値 ……………… 29

■穀類	ご飯／もち ………………………………	30
	パン ………………………………………	31
	麺／その他 ………………………………	32
■肉とその加工品	牛肉 ………………………………………	34
	豚肉 ………………………………………	36
	鶏肉 ………………………………………	37
	その他の肉／肉の加工品…………………	38
■魚介とその加工品	魚の1尾・切り身 ………………………	41
	刺し身 ……………………………………	47
	いか・たこ・えび・貝他 ………………	51
	魚の干物 …………………………………	54
	乾物・ねり製品・塩蔵品・缶詰 ………	55
■卵・牛乳・乳製品	…………………………………………………	58
■豆・豆製品	大豆・大豆製品 …………………………	61
	大豆以外の豆 ……………………………	63
	煮豆・あん ………………………………	64
■野菜	…………………………………………………	65

■いも・こんにゃく・でんぷん製品	73
■きのこ・海藻	
きのこ	75
海藻	77
■果物	
生	78
缶詰	83
ドライ	84
■ナッツ(種実)	85
■砂糖・甘味料	
砂糖・甘味料	88
ジャム	90
■油脂類	91
■飲み物	
茶類	92
コーヒー・ココア	93
炭酸飲料／果汁飲料	94
■アルコール飲料	96
■菓子類	
和風のお菓子	99
洋風のお菓子	104
スナック菓子	106
キャンデー・チョコレート	106
アイスクリーム類	107
菓子パン	108
■調味料・香辛料	
塩	109
酢	109
中華風調味料	109
和風調味料	110
洋風調味料	111
ドレッシング類	111
だし汁類	112

資料編① 1kcal あたりでわかる食品の栄養成分値 …………… 113

穀類	タンパク質の少ない順	114
肉とその加工品	タンパク質の少ない順	115
魚介とその加工品	タンパク質の少ない順	116
卵・牛乳・乳製品	タンパク質の少ない順	119
豆・豆製品	タンパク質の少ない順	120
野菜Ⅰ	カリウムの少ない順	121
野菜Ⅱ	タンパク質の少ない順	122

野菜Ⅲ（重量100gあたり）	カリウムの少ない順	124
いも・こんにゃく・でんぷん製品Ⅰ	カリウムの少ない順	125
いも・こんにゃく・でんぷん製品Ⅱ	タンパク質の少ない順	126
いも・こんにゃく・でんぷん製品Ⅲ（重量100gあたり）	カリウムの少ない順	126
きのこ・海藻Ⅰ	カリウムの少ない順	127
きのこ・海藻Ⅱ	タンパク質の少ない順	128
きのこ・海藻Ⅲ（重量100gあたり）	カリウムの少ない順	128
果物Ⅰ	カリウムの少ない順	129
果物Ⅱ	タンパク質の少ない順	130
果物Ⅲ（重量100gあたり）	カリウムの少ない順	132
ナッツ（種実）Ⅰ	カリウムの少ない順	133
ナッツ（種実）Ⅱ	タンパク質の少ない順	134
砂糖・甘味料	カリウムの少ない順	134
油脂類	カリウムの少ない順	135
飲み物Ⅰ	カリウムの少ない順	136
飲み物Ⅱ	タンパク質の少ない順	136
飲み物Ⅲ（重量100gあたり）	カリウムの少ない順	138
アルコール飲料	カリウムの少ない順	139
菓子類Ⅰ	カリウムの少ない順	139
菓子類Ⅱ	タンパク質の少ない順	141

資料編② 加熱したあとの食品の栄養成分値 ……… 143

- 肉類 …… 144
- 魚介類 …… 145
- 豆類 …… 150
- 野菜類 …… 151
- その他 …… 154

さくいん …… 156

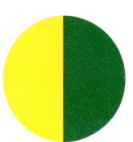

腎臓病の治療では食事療法は重要な役割を担っています

食事療法の大きなポイントは3つあります

　腎臓病の治療では、薬物療法とともに食事療法が欠かせません。ふつうの食事では腎臓に大きな負担がかかり、腎機能の低下を招いたり、それを早めたりするおそれがあるのです。

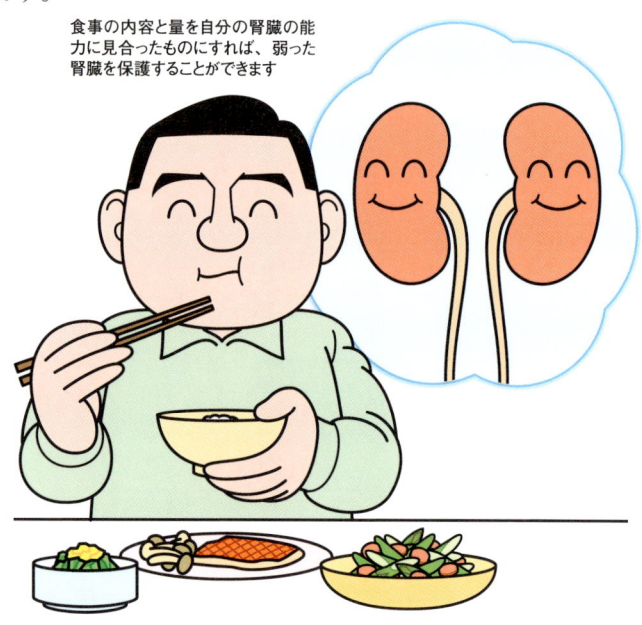

食事の内容と量を自分の腎臓の能力に見合ったものにすれば、弱った腎臓を保護することができます

　実際に行われている**食事療法の内容**は、腎臓病の種類や病期、体の状態によって違いがあります。しかし、大半の腎臓病に共通する大きなポイントがあります。それは❶タンパク質量の制限、❷適正なエネルギー量の摂取、そして❸塩分（食塩）量の制限です。

医師や管理栄養士の指示を必ず守るようにします

　医師の診断を受け、治療方針が決まると、1日の食事からとるタンパク質量、摂取エネルギー量、食塩量が指示されます。慣れないうちは、どのようにとり組めばよいのか、患者さんのだれもが不安です。病院やクリニックなどの医療施設では、管理栄養士の指導を受けることができるので、医師や看護師に相談してみましょう。食事療法は毎日続けなければならないことなので、進んで指導を受けたいものです。

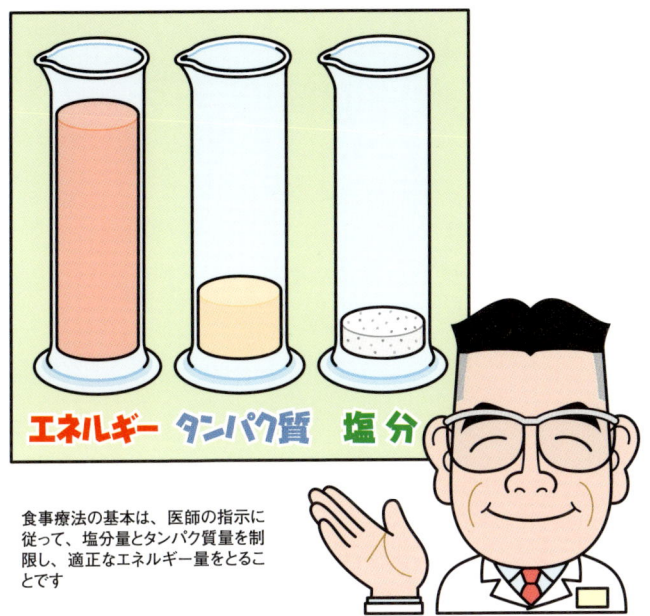

食事療法の基本は、医師の指示に従って、塩分量とタンパク質量を制限し、適正なエネルギー量をとることです

●腎臓病の食事療法の3大基本ポイント

タンパク質の摂取量を制限する	適正なエネルギー量を摂取する	塩分の摂取を制限する
その理由は？	その理由は？	その理由は？
老廃物を濾過する負担を減らす	体の機能を維持する	体内の水と塩分(ナトリウム)の量の調節を助ける
腎臓には、タンパク質が体内で利用されるときに出る老廃物を濾過する役割がある。その負担を減らすために、タンパク質の摂取量を減らす。	生きていくために必要なエネルギー量を摂取しないと、病気の回復を妨げたり、体のさまざまな機能に悪い影響を与える。	腎臓は、尿に水や塩分を排泄して、体内のそれぞれの量のバランスを保つ働きもしている。塩分をとりすぎると、むくみや高血圧などを起こし、腎臓のそうした働きにとって大きな負担になる。

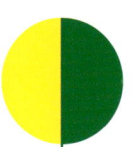

糖尿病の合併症としての腎臓病も早期発見して食事療法を行います

　慢性の腎臓病の原因のひとつに生活習慣病があります。なかでも特に問題なのは、**糖尿病**です。糖尿病を長く患っている人の約30％が、合併症として腎臓病を発症します。この腎臓病を**糖尿病腎症**といいます。糖尿病腎症では、そうでない腎臓病の人にくらべて腎不全に進むのが早く、重症度も高いという調査結果が出ています。透析を受けている腎不全の患者さんの約43％は糖尿病腎症の患者さんです。

　糖尿病腎症には、右ページの図のような5つの病期があります。末期ともいうべき第5期「透析療法期」（腎不全）にいたらないようにするには早期治療がたいせつで、第2期での発見が理想とされています。

　糖尿病があり、早期の腎症である場合は、これまでと同様に、血糖コントロールを優先した糖尿病の食事療法を続け、腎症の悪化を防ぐようにします。

　腎機能が低下してくると、タンパク質制限が必要になります。その内容は症状によって異なるので、医師や管理栄養士の指導に従うようにしましょう。また、食事の内容に不安があるときは、医師や看護師、管理栄養士に相談しましょう。

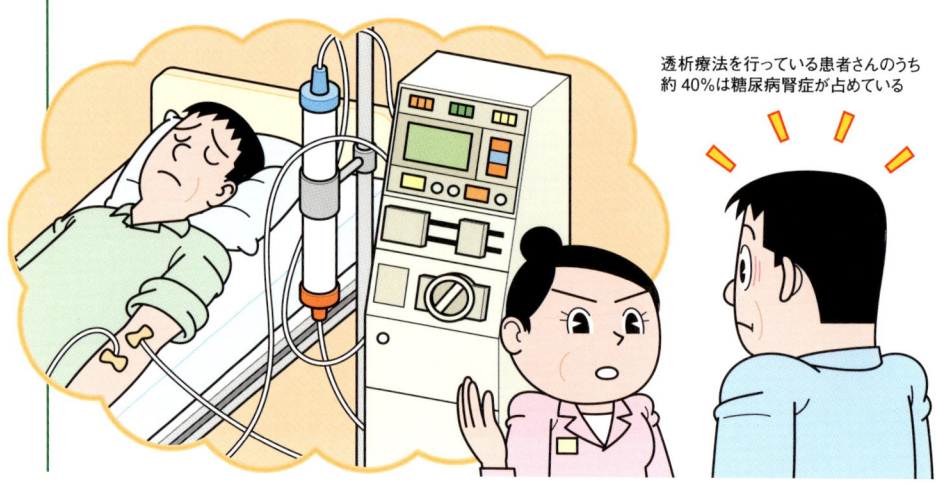

透析療法を行っている患者さんのうち約40％は糖尿病腎症が占めている

●5つに分けられる糖尿病腎症の病期

病期	尿タンパク（アルブミン※）	糸球体濾過量(率)※※	提唱されている治療法
第1期 (腎症前期)	正常	正常	血糖コントロール
第2期 (早期腎症期)	微量アルブミン尿	正常から高値	厳格な血糖コントロール・降圧治療
第3期A (顕性腎症前期)	持続性タンパク尿	ほぼ正常	厳格な血糖コントロール・降圧治療・タンパク制限食
第3期B (顕性腎症後期)	持続性タンパク尿 (1g／日以上)	低下（クレアチニン・クリアランス約60mℓ以下が目安）	降圧治療・低タンパク食
第4期 (腎不全期)	持続性タンパク尿	著しく低下（血清クレアチニン値上昇）※※	降圧治療・低タンパク食・透析療法の導入
第5期 (透析療法期)	透析療法を行っている		透析療法・腎移植

※アルブミン

　アルブミンとは、腎臓に異常があると尿の中に出てくるタンパク質の一種です。第2期ではアルブミンが微量なため、従来のタンパク尿の検査では測定できませんでしたが、「微量アルブミン尿検査」という検査が登場したことで、これが可能になり、糖尿病腎症を早期に発見できるようになりました。検査は、通常の尿検査と同じように採尿して行います。

※※血清クレアチニン値・糸球体濾過量

　通常、腎機能の良し悪しは、血液検査で血清クレアチニン値（Cr.基準値0.6〜1.2mg/dℓ）を調べます。クレアチニンとは、主に腎臓内の器官である糸球体から尿中に排出される老廃物のひとつ（窒素化合物）で、腎機能が低下すると血中濃度が高くなります。ただし、腎機能の低下に比例して上昇するわけではありません。
　より正確な腎機能の状態をあらわすのは、糸球体濾過量（GFR：基準値90〜110mℓ／分）です。これは、糸球体が1分間に何mℓの血液を濾過しているかをあらわす数値で、通常は24時間蓄尿をして測定するクレアチニン・クリアランス（Ccr）が使われますが、現在は血清クレアチニン値から測定値を計算する、下のような簡便な計算式が用いられています。
　糸球体濾過量と血清クレアチニン値は反比例の関係にあります。つまり、血清クレアチニン値が基準値（正常値）を超えるときは糸球体濾過量は50％以下になっており、腎機能がそれより低下すると、血清クレアチニン値は急激に上昇します。

●糸球体濾過量の求め方

$$\text{推定糸球体濾過量}(\text{mℓ}/\text{分}) = \frac{(140 - \text{年齢}(\text{才})) \times \text{体重}(\text{kg})}{72 \times \text{血清クレアチニン値}(\text{mg/dℓ})}$$

※女性ではこの値に0.85をかける。

タンパク質は腎臓病の程度に合わせて摂取量を制限します

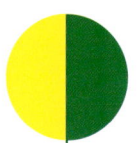

タンパク質は体をつくるたいせつな栄養素です

　慢性の腎臓病では、ほとんどの場合、食事でとるタンパク質の量を減らします。

　タンパク質は、血や肉になるだけでなく、体のあらゆる部分に必要な、最も重要な栄養素の一つです。ところが、タンパク質が体内で消化・吸収され細胞で使われると、残りかすや老廃物が生じます。

　腎臓はこうした老廃物を血液中からとり除き排泄する働きをしていますが、腎臓の機能が低下すると、こうした濾過能力が衰えます。そこで、老廃物のもとであるタンパク質の摂取量を減らして、腎臓の負担を軽くする必要が出てくるのです。つまり、食事からの**タンパク質量を減らすのは、腎機能をできるだけ長く保つようにする、あるいは急激に悪くさせないための手段**なのです。

タンパク質の摂取量は患者さんによって違います

　タンパク質をどの程度減らすか、いいかえれば、どれぐらいの量をとるかは、患者さんの腎機能の程度と体格（身長）で決まります。

　腎臓病の患者さんが医師から指導される1日のタンパク質量は、標準体重（算出法は14ページ参照）に体重1kgあたりの摂取量を掛け算して出します。体重1kgあたりの摂取量は、現在では、医師が後ほど説明するCKDをベースとした食事基準（23ページ参照）にそって設定します。

　健康な人の1日のタンパク質摂取量は、厚生労働省の「日本人の食事摂取基準2010年版」によると、男性（18才以上）が60g、女性（同）が50gです。あるいは、標準体重1kgあたり、0.9～1gが目安になります。

　これに対して、腎機能が低下している人は、標準体重1kgあたり、0.6～0.8gに制限する必要があります（23ページ参照）。

　たとえば、身長175cmの人で、体重1kgあたりのタンパク質摂取量を医師から0.7gと指導された場合、1日のタンパク質摂取量は47gになります（上

●1日のタンパク質摂取量の算出法

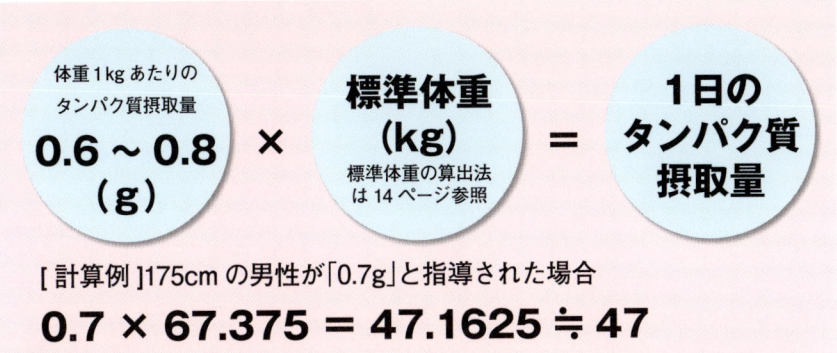

[計算例] 175cmの男性が「0.7g」と指導された場合
0.7 × 67.375 = 47.1625 ≒ 47

の計算例参照)。これは、健康な男性の推奨値である60gとくらべて13g少ないタンパク質量になります。

医師から指示されたタンパク質量は必ずとるようにします

　ただし、タンパク質は生きていくうえで欠かせない重要な栄養素であるため、不足すると生命を維持できなくなります。また、腎臓病では一般に、ただでさえ尿中に大量のタンパク質が出ます。このため、**タンパク質の摂取量をむやみに減らすことはできません。**医師から指示された量は必ずしっかりととるようにしましょう。

　タンパク質は、主食のご飯、パン、めんなどに、また、おかず(副食)では肉、魚介、卵、大豆製品、乳製品などに、また、野菜にも含まれています。特に多く含まれるのは、おかずの中心となる肉、魚介、卵、大豆製品です。

良質なタンパク質を含んだ食品を上手に選んでとるようにします

　腎臓の負担を最低限に抑えながらタンパク質を摂取するコツは、体にとって良質なタンパク質を適量とることです。良質なタンパク質とは、人体に必要不可欠な必須アミノ酸をバランスよく含むタンパク質のこと。

　タンパク質の質をあらわす指標にア

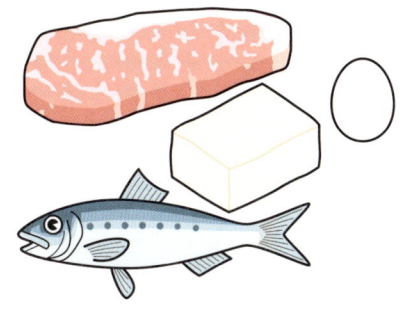

ミノ酸スコアというものがあります（下の囲み記事参照）。このアミノ酸スコアが満点を意味する100の食品はすべての必須アミノ酸を必要量含んでいます。つまり、良質なタンパク質をとるには、アミノ酸スコアのよい食材を選べばよいのです。その代表は、魚介、肉、卵、大豆製品、乳製品などです。

なお、アミノ酸スコアが100の食品だけを選べば、ことたれりというわけではありません。100以下の食品も組み合わせてとるようにしましょう。そうすれば不足するアミノ酸を補い合っていっそうバランスがとれます。

必須アミノ酸とアミノ酸スコア

タンパク質はアミノ酸の集まりです。体のタンパク質を構成するアミノ酸20種類のうち、体内でつくることができず、栄養分として必ず食品からとらなければならないアミノ酸を、必須アミノ酸といいます。これには、イソロイシン、ロイシン、リジン、メチオニン、フェニルアラニン、スレオニン、トリプトファン、バリン、ヒスチジンの9種類があります。これらの必須アミノ酸が体の中に入ってこないと、タンパク質の代謝がうまくいかなくなって体内のタンパク質がこわれてしまいます。

アミノ酸スコアとは、食品中の必須アミノ酸の充足割合を示したもので、最も低い（不足している）必須アミノ酸の数値であらわします。これは、アミノ酸全体の働きは最も低いアミノ酸のレベルに制限されるからです。そして、数値が100に近いほど良質なタンパク質とされているのです。

肉、魚、卵、乳製品などの動物性タンパク質と大豆製品のアミノ酸スコアは100またはそれに近いので、良質のタンパク質といえます。

アミノ酸スコアは、いわば"桶"です

アミノ酸スコアは、よく桶のたとえで説明されます。桶を形作る9枚の板が、9種類の必須アミノ酸にたとえられ、その板の長さがそれぞれのアミノ酸の量を意味します。そして、その桶にたくわえられるのが、私たちの体が利用できるタンパク質の量にあたります。

アミノ酸スコア100の理想的なタンパク質は9枚すべての板の長さが100で、私たちの体は、そのふちいっぱいまで、つまり効率よくタンパク質を利用できることになります。ところが、必須アミノ酸の板が1枚でも短いと、いくら満杯にしようとしても他のアミノ酸は有効利用されずそこから流れ出てしまいます。その短い板の長さまでしかタンパク質は利用されないのです。短い板の長さを60とすれば、アミノ酸全体で60しか働けないわけです。つまり、最も短い板の長さ（この場合は60）がアミノ酸スコアになります。

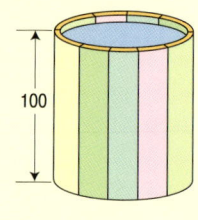

理想的なタンパク質の桶

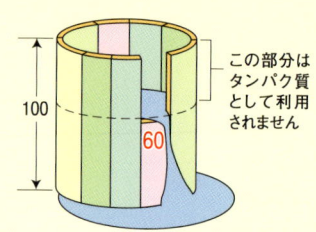

アミノ酸スコア60のタンパク質の桶

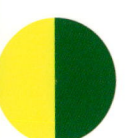

自分に合った適正なエネルギー量をしっかりとることも重要です

■摂取エネルギーが不足すると、腎臓に負担がかかります

　タンパク質は、エネルギー源になる栄養素でもあります。このため、タンパク質の多いおかずを減らすことだけでタンパク質の摂取を制限すると、摂取エネルギー量も不足することがよくあります。

　すると、体は、体内のタンパク質、たとえば筋肉などの細胞を分解してエネルギーとして使おうとする働きが起きます。これをタンパク異化亢進状態といいます。

　こうなると、体はやせたり、貧血を起こしたりするだけでなく、血液中にタンパク質の分解産物（尿素窒素などの老廃物）があふれ出して、ますます腎臓に負担がかかり、腎機能がさらに悪化します。体内のエネルギー不足は、心臓にも悪い影響を与えます。

　ですから、タンパク質の摂取量を減らすにしても、同時に**必要なエネルギー量は確保しなければなりません。**腎臓病の食事療法では、適正なエネルギー量をしっかりとることも、とても重要なのです。

　適正なエネルギー量は、タンパク質の摂取量などとともにCKDをベースとした食事基準（23ページ参照）をもとに計算され、医師から具体的な数値を指示されることがほとんどです。患者さんは、その指示エネルギー量を守るようにしましょう。

　ちなみに、摂取エネルギー量は、タンパク質摂取量と同様、標準体重から算出します。

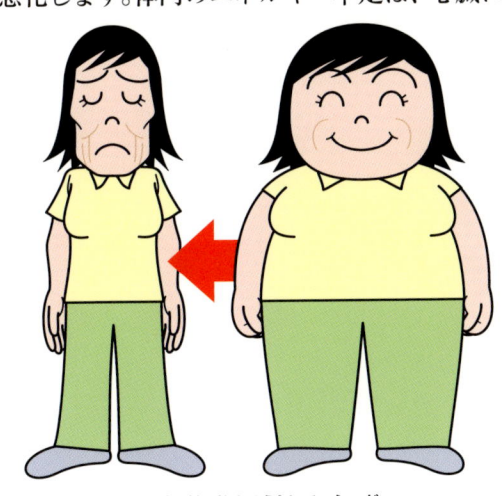

タンパク質を抑えようとしてエネルギー不足になると栄養障害を起こすことも

● 標準体重の計算法

身長(m) × 身長(m) × 22 = 標準体重

※この計算法は、BMI（ボディ・マス・インデックス/体格指数）によるものです。
「22」という数字は標準体重のBMIです。

標準体重は上の計算式で出せるので、自分の標準体重を確認してみましょう。

なお、エネルギーが不足すると体重の減少や体力低下が起きてくるので、常にチェックするようにします。

タンパク質をふやさずにエネルギーを確保するコツ

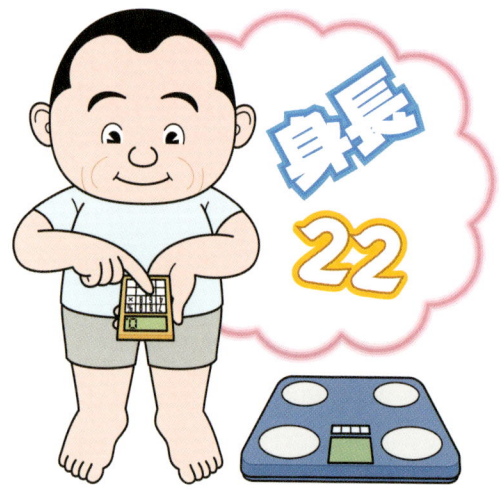

適正なエネルギー量をとるコツは、タンパク質の摂取を減らしている分、脂質と炭水化物で補うことです。

タンパク質をほとんど含まずエネルギー源となる脂質食品としては、油脂類（植物油、バターなど）が、同じく炭水化物食品としては、でんぷん類（かたくり粉、はるさめなど）、砂糖類などがあります。これらは、腎臓病の人がエネルギーを確保するのに適した食品です。

特に油脂類は、エネルギーが高く効率がよい食品として最適です。調理法を天ぷらやフライなどの揚げ物にしたり、サラダにドレッシングをかけたり、またパンにマーガリンやバターを塗ったり、あるいは、チャーハンや焼きそばなど主食に油脂を使ったものにしたりといった工夫をするようにしましょう。

ただ、エネルギーを脂質と糖質で補うとなると、油っこくて甘ったるい食事になりがちで、そのため毎日続けるのはなかなかむずかしい面があります。そこで、一部の食品に偏ることなく、いろいろな食品をとり入れるように配慮しながらバラエティに富んだ献立を工夫することが必要です。

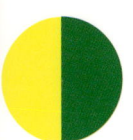

食塩も病気の程度に合わせて摂取量を減らします

塩分のとりすぎによる高血圧は、腎臓病を悪化させます

　腎臓病の食事療法では、食事からとる**塩分（ナトリウム）**を制限することもたいせつなポイントです。

　腎臓は血圧調整にもかかわる臓器であり、腎臓の機能が低下すると、余分な塩分を尿へ排泄する働きが衰えて**高血圧**になりやすくなります（腎性高血圧）。また、塩分のとりすぎで高血圧が続くこと自体も、腎臓に負担となって腎機能をいっそう低下させ、腎臓病を悪化させます。

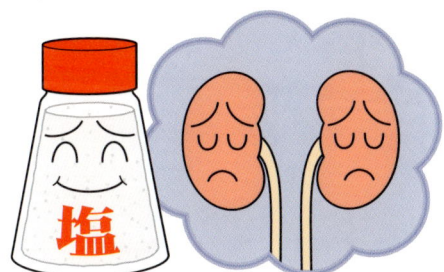

　そのため、食塩をとりすぎないことはいうまでもなく、病気の状態に合わせて食塩の摂取量を減らす必要があるのです。

　なお、塩分と食塩は違うものです。食塩は、化学的には塩化ナトリウムといい、ナトリウムと塩素の化合物です。一方、塩分とはナトリウムを指します。食塩が体内に入ると、ナトリウムと塩素に分かれ、ナトリウムのほうが、腎臓病や高血圧で問題になるのです。

高血圧を予防して腎臓をいたわるために食塩は1日に6g未満にします

　食事療法では、1日の食塩の摂取量を医師や管理栄養士から指示されます。食塩の摂取量とは、いうまでもなく食塩そのものではなく、調味料や食品に含まれているものなどの合計です。指示された量を必ず守るようにしましょう。

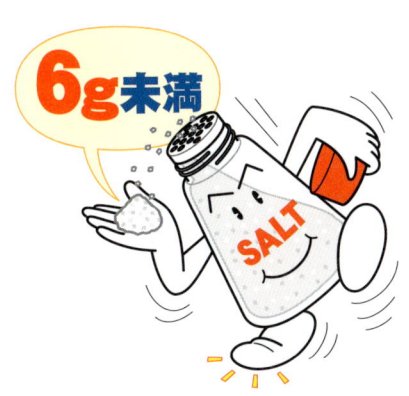

症状によっては食塩をほとんどとることができなかったり、3～5ｇ以下という指示があったりします。健康な日本人の1日あたりの食塩摂取量は、平成20年の厚生労働省の国民栄養調査によると平均で10.9ｇですから、これはかなり厳しい制限です。

　症状が落ち着いている場合には、1日6ｇ未満を守るようにしましょう。この「6ｇ未満」とは、日本高血圧学会が推奨する食塩摂取目標値であり、ＣＫＤをベースにした食事基準でも、各病期の上限値として設定されていることの多い値です（23ページ参照）。

1日にとる食塩量は、すでに食品に含まれている食塩やナトリウムも考慮します

　食塩の主成分であるナトリウムは、私たちが食べるほとんどの食品の中にすでに含まれています。ですから、「6ｇ未満」というのは、次の3つの食塩量の合計です。

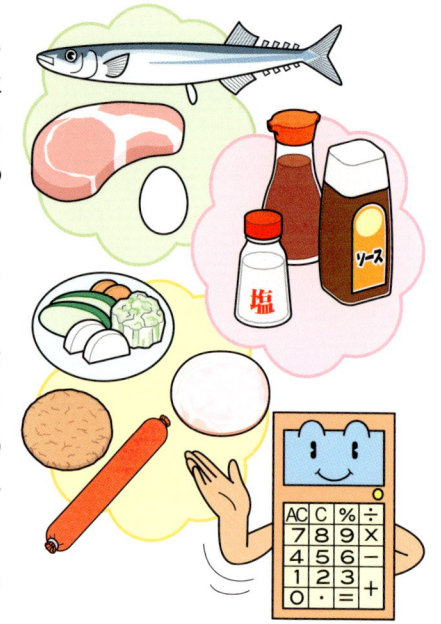

❶食卓塩などの塩や、しょうゆ、みそ、ソースなどの調味料に含まれる食塩
❷魚肉ねり製品、ハム、漬け物、パンなどの加工食品中に添加してある食塩
❸肉や魚、卵など素材としての自然の食品自体にもともと含まれているナトリウム

　一般的に、調味料類を除いた食品、つまり❷と❸から1日にとる食塩量は1～2ｇとされています。したがって、「6ｇ未満」といった場合、❶の調味料類からとる食塩量は4～5ｇになります。

　なお、加工食品などの栄養成分表示としては、食塩量ではなくナトリウム量（mg）だけが記載されていることがあります。その場合は、右ページの計算式で食塩量（**食塩相当量**）に換算することができます。**ナトリウム約400mgが食塩1ｇに相当する**と覚えておくと便利です。

● 1日の食塩量とは

1日の食塩量 = 食品（自然の食品 ＋ 加工食品）に含まれる食塩量 ＋ 調味料に含まれる食塩量

● ナトリウム量から食塩相当量を割り出すには

食塩相当量（g） = ナトリウム量（mg） × 2.54 ÷ 1000

食塩の摂取量を減らすには、まず調味料の塩分に気をつけます

　食塩の摂取量を減らす第1歩は、❶調味料に含まれる食塩量を把握し、❷調味料の使用量を確認し、❸実際に使う調味料の量を正確に計量することです。

　塩以外の調味料の食塩含有量も覚えましょう。また、計量スプーンや計量カップ、キッチンスケールなどのはかりを使って正確に計量します。微量をはかれるはかりも市販されているので、利用するとよいでしょう。

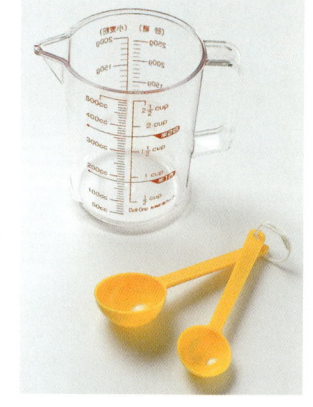

　計量器具で正確にはかるだけでなく、減塩調味料を活用するのも方法です。最近では、減塩しょうゆのほかに、だし割りしょうゆ、減塩みそなど、さまざまな減塩用の調味料も市販されています。適量（約1回分）が分包パックになっているものもあって、食塩量も表示されているので便利です。

食塩を多く含む加工食品をとるのを控えます

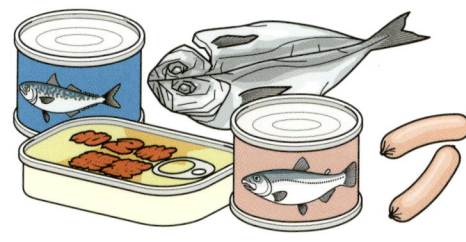

　食塩の摂取量を減らすための次のコツは、加工食品をできるだけ避けるようにすることです。魚の干物、漬け物、ハム・ソーセージ・かまぼこなどのねり製品、ふつう

の缶詰などの加工食品には、塩分がたくさん含まれています。

また、インスタント食品やレトルト食品も控えます。

パンやめん類にも塩分が含まれているので、注意が必要です。また、バターやマーガリンにも塩分が含まれているので、無塩バターなどを使うようにします。

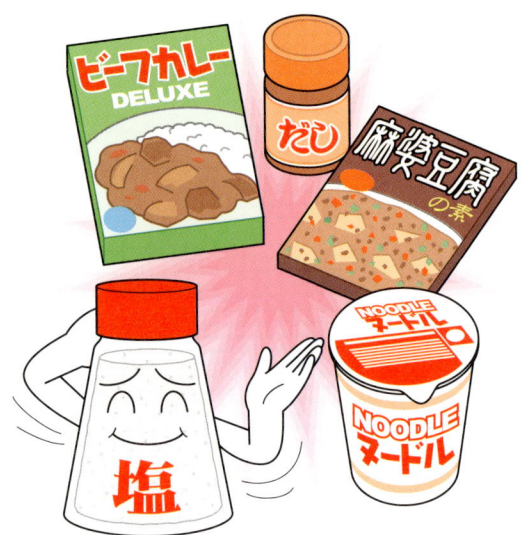

なお、加工食品を利用せざるを得ないときは、パッケージに記載されている食塩含有量やナトリウム量を必ず確認するようにします。

調味料の使用量を上手に減らす工夫

実際の献立作りでは、調味料の使用量が制限されることになります。次のような工夫で少しでも満足できる食事にしましょう。

❶ホットサラダ(ゆで野菜)や焼き魚などは、調味料や塩を使わずに作り、盛りつけた後に食卓で決められた分量の塩や調味料をふりかけます。食品の表面に味つけをすると、同じ食塩量でも味が濃く感じられて満足感は増します。

❷しょうゆやソースなどは料理にかけないで小皿にとり、それに少しつけて食べるようにします。

❸汁物はできるだけ小さな器に盛り、とるのは1日に1回程度にします。

❹めん類はつゆを残すようにします。つけめんにしてとるのもよいでしょう。

外食メニューには食塩が多いので注意して利用します

食塩の摂取量を減らすには、外食を利用する回数を減らします。外食メニューは一般的に味つけの濃いものが多く、塩分のとりすぎにつながりやすいからです。やむをえず外食をするときは、次のような方法で、食塩のとりすぎを防いでください。

❶漬け物や汁物は、全部食べたり飲んだりせず、できるだけ残しましょう。

❷一品料理（カツ丼や天丼など）やめん類より、定食類（カツ定食、天ぷら定食など）を選びましょう。定食類なら、自分で塩分を減らすことが可能ですが、一品料理はすでに味つけされているので、塩分を減らすことはむずかしいものです。

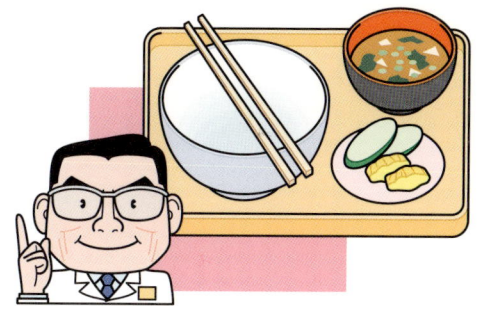

❸注文するときに、できるだけ薄味に調理するように頼みましょう。
❹味つけの濃いものやめん類のスープなどは、必ず残すようにします。

減塩しても料理をおいしくする調理の工夫

　濃い味に慣れている人が、食塩を減らした薄い味にすると最初はなかなかなじめないものです。食欲不振に陥ることもあります。そんなときは調理の際、味つけに次のような工夫をこらしてみましょう。味気ないと思われた減塩食が、むしろ楽しい食事になります。
❶魚介などは新鮮なものを使い、薄味でも素材そのものが持つうま味を引き出せるように調理します。
❷料理に、かつお節や昆布でとっただしをしっかりきかせると、食塩少なめでもおいしいものです。インスタントだしの素などの顆粒調味料は、含まれている食塩量に注意して使います。
❸しそやしょうがなどの香味野菜、あるいは香辛料を上手に使って、料理の味に変化とアクセントを出すのも効果的です。
❹酢やレモン果汁、粒マスタードなどの酸味を利用すると、薄味でもさっぱりとした仕上がりが楽しめます。
❺野菜を炒めてから煮ると、コクが出て薄味でもおいしく食べられます。また、おひたしやあえ物をつくるとき、食塩を多く含む調味料の使用を控えめにし、ごま油を数滴落とすと香りとともにおいしさが増します。このように油の風味を生かすと、減塩効果とともにエネルギーの確保にも役立ちます。

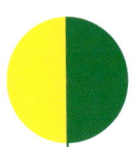

食品からとるカリウム量を減らすことが必要な場合もあります

血液中のカリウムがふえすぎると重い症状を引き起こしかねません

　カリウムは、私たちの筋肉や神経にとって重要な働きをする栄養素（ミネラル）です。このカリウムについても、腎臓は排泄量を調節して血液中の濃度を一定に保っています。

　ところが、腎臓の機能が低下すると尿量が少なくなり、カリウムは尿の中に排泄されにくくなって体内にたまりがちになります。すると、血液中のカリウム値が高くなることがあります。特に腎不全で透析療法（血液透析）を受けている患者さんでは、食事でとったカリウムは、次回の透析治療まで体内に蓄積されます。そのため、とりすぎると、血液中のカリウムの量が多くなりすぎた状態である高カリウム血症を起こす恐れがあります。手足の筋肉がしびれたり、筋肉がマヒして動けなくなったり、心臓では逆に興奮性が高まって不整脈が出たりといった重い症状を引き起こしかねないのです。

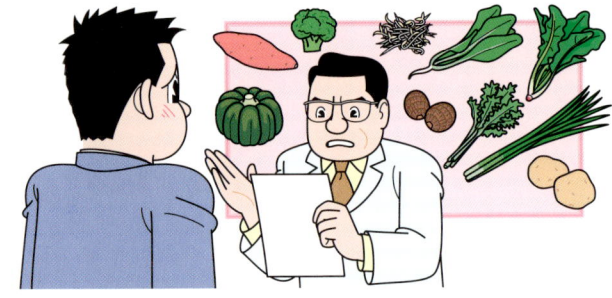

　こうしたことから、血液検査の結果、血清カリウム値が5.0〜5.5mEq/ℓ（ミリイクイバレントパー リットル）以上に上昇すると、カリウム制限が必要となり、医師は患者さんに、カリウム量の摂取を減らすように指示することがあります。食品からのカリウムの1日の適正摂取量は、病気の状態によって、2000mg以下、ないしは1500mg以下です（23ページ参照）。

食品からとるカリウム量を少なくするコツと知恵

　カリウムを多く含む代表的な食品は、野菜、果物、いも、海藻、きのこなどで

す。食事からとるカリウムの量を減らすには、まず、これらの食品を控えることです。

カリウムは、魚介、肉、卵、乳・乳製品、大豆・大豆製品のような"タンパク質食品"にもかなり含まれています。これらの食品のとりすぎも、血清カリウム値が高くなることを覚えておきましょう。

カリウムは水にとける性質を持っています。野菜などをゆでると、ゆで汁にカリウムが移動して野菜に含まれる量が減ります。野菜は、ゆでこぼしてから食べるようにしましょう。野菜の炒め物や揚げ物をするときは、下ゆでしてから炒めたり揚げたりします。ゆで汁を飲まないことは、いうまでもありません。

●野菜類のカリウムを減らすコツ

カリウムは水にとける性質があります。

ゆでる

1分間ゆでると20～30％減るという実験データもあります。いも類はまるごとより、小さく切ってゆでましょう。カリウムがとけ出たゆで汁は捨てます。

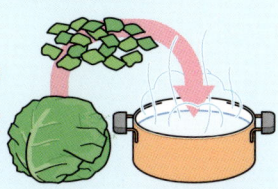

さらす

野菜は小さく切ってから水にさらすと、15分で10～40％ほどカリウムが減るとされます。それ以上さらしてもそれほど減りません。

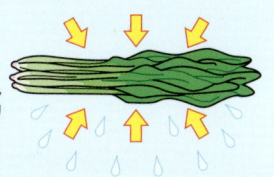

水けをしぼる

水であらったりさらした野菜は、水けをしぼりましょう。ぎゅっとしぼると、カリウムは半分近く減ります。

また、カリウムは食品を形作っている細胞の中に多く含まれています。野菜を「切る」と、細胞がこわれてカリウムが出やすくなります。野菜は小さく切ってからゆでるとカリウムを減らすのにより効果的です。

カリウムは水にさらすだけでも少なくなります。生野菜を楽しみたいときは、水にさらすとよいでしょう。

ちなみに、野菜を切ったあと水に20分ほどさらすとカリウムを10～20％、また、ゆでる調理法で20～30％は減らすことができます。

果物は、缶詰のものを利用するとよいでしょう。

その他、インスタントコーヒー、緑黄色野菜を多く含む健康飲料、ドライフルーツ、いものお菓子にも、カリウムがけっこう多く含まれているので、とりすぎに注意が必要です。

リンや水分の摂取を、医師から指示されることもあります

　病気の状態によって、リンの摂取量に制限が必要な場合もあります。リンは、タンパク質の摂取量を減らすと、その量も自然に減るので、医師からの指示がない限り神経質になる必要はありません。

　また、水分量を制限しなければならない場合もあります。これは乏尿や無尿のときで、主に透析療法を受けている場合です。透析をしている人では、水分量の調整がとても重要になります。前日に排出した分だけ摂取するというようにコントロールします。医師の指導に従いましょう。

リンを減らすにはタンパク質の摂取量を守ります

　血液中にリンがたまりすぎると、皮下組織や血管にリンがくっついたり、骨の病気の原因になります。もし、医師から、リンを含む食品をとりすぎないように指示されたら、タンパク質の摂取量を守るようにすることです。タンパク質の多い食品にはリンも多く含まれているからです。そのうえで、次の点を心がけましょう。

❶牛乳やヨーグルト、チーズなどの乳製品をとりすぎないようにしましょう。
❷レバーや鶏卵、イクラやすじこなどの魚卵をとりすぎないようにしましょう。
❸いわしの丸干しやしらす干し、ししゃもなどの丸ごと食べる小魚の干物類をとりすぎないようにしましょう。

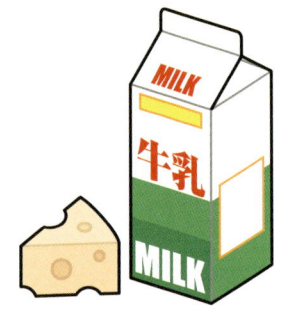
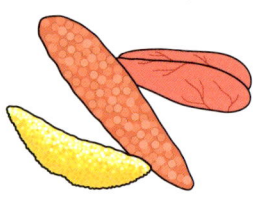
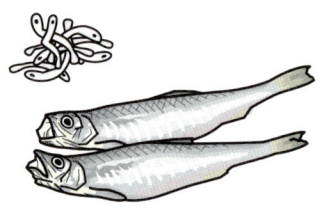

　これらの食品は、実はカルシウムを多く含む食品です。カルシウムの多い食品には、リンも多く含まれるのです。骨粗鬆症予防などのためにカルシウムの多い食品をとりすぎると、リンの摂取量もふえてしまうことを覚えておきましょう。

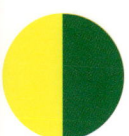

新たに定められた診療ガイドにもとづく基準値で食事療法を行うようにします

食事療法はCKDの基準値をもとに設定された栄養量にそって進めます

　これまで再三説明してきたように、慢性の腎臓病の食事療法は、糖尿病腎症を除き、実際には主治医から指示されるエネルギー量、タンパク質量、塩分量などにそって進めます。これらの栄養量は、日本腎臓学会の「CKD診療ガイド」のステージ（病期）に応じた食事療法の基準値（下の表）をもとに、患者さんの腎臓の機能、体格などを考慮して設定されます。患者さんは、指示された栄養量を守って食事療法を実践することがたいせつです。

CKDとは腎臓病を早期に発見するための新しい診療ガイドです

　ところで、このCKD（慢性腎臓病）とは、糖尿病腎症を含めた慢性的な腎臓

●成人の慢性腎臓病（CKD）に対する食事療法の基準

ステージ（病期）	エネルギー量（1日に標準体重1kgあたり）	タンパク質量（1日に標準体重1kgあたり）	食塩量（1日あたり）	カリウム量（1日あたり）
ステージ1 尿タンパク量 1日に 0.5g未満 尿タンパク量 1日に 0.5g以上	27～39 kcal 27～39 kcal	任意 0.8～1.0 g	10 g未満 6 g未満	
ステージ2 尿タンパク量 1日に 0.5g未満 尿タンパク量 1日に 0.5g以上	27～39 kcal 27～39 kcal	任意 0.8～1.0 g	10 g未満 6 g未満	
ステージ3 尿タンパク量 1日に 0.5g未満 尿タンパク量 1日に 0.5g以上	27～39 kcal 27～39 kcal	0.8～1.0 g 0.6～0.8 g	3 g以上6 g未満 3 g以上6 g未満	2000 mg以下 2000 mg以下
ステージ4	27～39 kcal	0.6～0.8 g	3 g以上6 g未満	1500 mg以下
ステージ5	27～39 kcal	0.6～0.8 g	3 g以上6 g未満	1500 mg以下

「慢性腎臓病に対する食事療法基準2007年版」（日本腎臓学会編）をもとに作成

病の総称で、アメリカから入ってきた新しい考え方です。

　慢性の腎臓病は種類が多く、症状が複雑なため、定期健診の尿検査やかかりつけの医師による診断だけでは、腎機能に異常があると診断されにくい傾向があります。これを改善し、早く病気を発見するために役立つのがCKDの考え方です。

　また、慢性の腎臓病は完治させることはなかなか期待できません。進行を防ぐことが治療の中心となります。そこで、CKD治療の大きな目標は、透析が必要な慢性腎不全にならないように症状の進行をできる限り遅らせることにあります。

　CKDの診断は次の定義によって行われます。

　❶尿タンパクが陽性、❷腎機能（糸球体濾過量：GFR）が60％（60mℓ／分／1・73㎡）未満、のどちらかが3カ月以上続く、または❶と❷の両方が3カ月以上続く。

　❷の糸球体濾過量は定められた計算式で算出され（9ページ参照）、その数値によって腎機能は下の表のような5つのステージに分類されるのです。

　こうした基準があることで、腎臓の専門医以外でも、患者さんに慢性の腎臓病があるかどうかや、症状がどの程度進んでいるかの診断、ひいては予防や治療を実行しやすくなります。また、患者さんも、専門医によって早めに診察してもらいやすくなります。

● CKDのステージ分類

ステージ(病期)	GFR (mℓ／分／1.73㎡)		治療
ハイリスク群	90以上	高血圧や糖尿病のリスクがある状態	生活習慣の改善で発症を予防
ステージ1	90以上	腎障害は存在するが、GFRは正常または亢進（腎機能の低下が進む）	腎障害の原因を解明し、障害を積極的に治療
ステージ2	60〜89	腎障害が存在し、GFRは軽度に低下	ステージ1に同じ
ステージ3	30〜59	GFRは中等度に低下	腎機能が低下する原因を解明し、低下を抑制する集中治療
ステージ4	15〜29	GFRは高度に低下	ステージ3の治療に加えて、透析の準備と合併症の検査・治療
ステージ5	15未満	腎不全	ステージ4に同じ

「CKD診療ガイド2009」（日本腎臓学会編）より

この本を上手にお使いいただくために
── 構成と仕組み、見方 ──

　本書は、腎臓病の食事療法を行うために必要な栄養データがすぐわかるだけでなく、それぞれの食品の特徴をつかむことができて、自分に合った食品が選びやすいように、次のような3部構成になっています。

1　目安量でわかる
　　食品の栄養成分値

2　1kcalあたりでわかる
　　食品の栄養成分値（資料編①）

3　加熱したあとの
　　食品の栄養成分値（資料編②）

「目安量でわかる食品の栄養成分値」の見方と利用法

　「目安量でわかる食品の栄養成分値」は、本書の本体部分ともいうべきページです。日常的によく食べる食品について、目安量と、その重量（g）あたりのエネルギー量、タンパク質量、塩分量、カリウム量、リン量、水分量を、写真とともに載せてあります。
　私たちは、食品（食材）を、1個、1切れ、1本といったきりのいいまとまりや、1杯、1玉などのように使いやすい分量で利用しています。目安量とは、そうした一般的、標準的な量目のことです。
　腎臓病の食事療法では調節しなければならない栄養素が複数あるため、どんな食品を選べばよいかを把握するのはなかなかむずかしい面があります。このページには、ふだんよく使う食材の目安量ごとの栄養成分値を掲載してあるので、各食品の特徴と適量を把握するのに役立つことでしょう。
　自分にとって調節する必要がある栄養素のデータを選び、献立作りの際に利用してください（カリウム量、リン量、水分量については特に調節する必要がない場合もありますので、主治医の指示に従ってください）。
　なお、表示した栄養成分値のひとつである塩分量は、ナトリウム量という意味ではなく、"食塩相当量"という意味です。

資料編①
「1kcalあたりでわかる食品の栄養成分値」の見方と利用法

　腎臓病では、「タンパク質量を優先的に調節したい」「カリウム量を優先的に調節したい」といったように、患者さんによって調節したい栄養

素の優先順位が違います。そこで、タンパク質量か、カリウム量か、どちらの優先順位であっても食品が選びやすいように、このページでは、同じ食材のデータをいくつかの切り口から掲載しています。

1kcalあたりのタンパク質量の少ない順に栄養成分値を掲載

次の食品グループについては、それぞれの食品グループ内で同じエネルギー量を摂取するために、どの食品を選ぶといちばんタンパク質量が少なくてすむかがわかる「1kcalあたりの栄養成分値 タンパク質量の少ない順に掲載」のページが設けられています。つまり、各食品1kcal分に含まれるタンパク質量の少ない順で掲載してあるのです。
- 穀類
- 肉とその加工品
- 魚介とその加工品
- 卵・乳・乳製品
- 豆・豆製品
- 野菜
- いも・こんにゃく・でんぷん製品
- きのこ・海藻
- 果物
- ナッツ(種実)
- 飲み物
- 菓子類

このページを見れば、献立を作るときや外食をするときなど、タンパク質を制限しつつ、エネルギーを効率よくとるにはどんな食材を選べばよいかがわかります。

〈例〉主食で150kcalを摂取したいとき、白いご飯、食パン、うどんの3つの中で、最もタンパク質量が少なくてすむのは、白いご飯(114ページ)

1kcalあたりのカリウム量の少ない順に栄養成分値を掲載

次の食品グループについては、それぞれの食品グループ内で同じエネルギー量を摂取するために、どの食品を選ぶといちばんカリウムが少なくてすむかがわかる「1kcalあたりの栄養成分値 カリウム量の少ない順に掲載」のページが設けられています。各食品1kcal分に含まれるカリウムの少ない順で掲載してあるのです。
- 野菜
- いも・こんにゃく・でんぷん製品
- きのこ・海藻
- 果物
- ナッツ(種実)
- 砂糖・甘味料・ジャム
- 油脂類
- 飲み物
- アルコール飲料
- 菓子類

このページを見れば、献立を作るときや外食をするときなど、カリウム摂取量を制限しつつ、エネルギーを効率よくとるにはどんな食材を選べばよいかがわかります。

〈例〉果物で50kcal摂取したいとき、りんごと柿では、りんごのほうが

カリウム量は少ない（129～130ページ）

100gあたりのカリウム量の少ない順に栄養成分値を掲載

次の食品グループについては、それぞれの食品グループ内で、同一重量ならどの食品を選ぶといちばんカリウム量が少なくてすむかがわかる「100gあたりの栄養成分値 カリウム量の少ない順に掲載」のページが設けられています。
- 野菜
- いも・こんにゃく・でんぷん製品
- きのこ・海藻
- 果物
- 飲み物

食事のボリュームを調節しながら、カリウム量の少ない食材を選びたいときに便利です。
〈例1〉100gの野菜を食べたいとき、きゅうりと大根ではきゅうりのほうがカリウム量は少ない（124～125ページ）
〈例2〉コップ1杯の飲み物を飲みたいとき、麦茶とウーロン茶では麦茶のほうがカリウム量は少ない（138ページ）

多く含まれる栄養成分値は赤文字で記載

食品グループごとに、主となる栄養素項目（タンパク質やカリウム量）以外に、含有量の多い栄養素（リン量や塩分量など）の数値は、上位3～5番目まで赤い文字で記載してあります。1つの栄養素だけでなく、他の栄養素にも注意が必要な場合に見落としにくくなるでしょう。

資料編②
「加熱したあとの食品の栄養成分値」の見方と利用法

腎臓病の食事療法では、カリウム量や塩分量の調節のために、食材（食品）をゆでたり、焼いたりなど加熱してから調味をすることも少なくありません。このように下ごしらえをした食材を計量して使う場合には、生の状態の栄養成分値よりも加

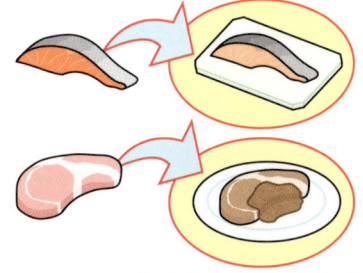

熱後の栄養成分値のほうが実際に摂取する栄養成分値に近いものになります。そこで、加熱後の食材の栄養成分値について計算する手間が省けるように、「加熱したあとの食品の栄養成分値」のページを設けました。「五訂増補 日本食品標準成分表」に掲載されている食品のうち、ふだんよく利用する食品について、それぞれに5つの使用重量ごとの各栄養成分値のデータを記載してあります。

この本の約束ごとと注意点

目安量と重量

　目安量あたりの食品・食材の重量は、特に指定のない限り原則として正味量(たとえば野菜ならへたや皮、種などを除いた、純粋に食べられる部分の重量)を示してあります。

　食品によっては、目安量として「1人分」の数値を示してある場合もあります。これは、いわば1人1食分の料理使用量(食べる量)の目安と考えればよいでしょう。

写真

　原則として、目安量分の写真を掲載してあります。撮影した食品は、スーパーなど身近な小売店で最も多く見かける標準的、平均的な状態、形態、サイズ、量目のものです。

この本の栄養成分値の出典

　本書に掲載されている栄養成分値は、「インスタントコーヒー」「ピュアココア」「ミルクココア」の3食品を除いて、科学技術庁資源調査会編『五訂増補 日本食品標準成分表』の数値をもとに算出したものです。

　なお、食品の栄養成分値は、品種や産地、季節などの条件によって違います。成分値は平均的な数字です。目安としてご利用ください。

この本の栄養成分値の扱い方

　本書に掲載されている各食品のエネルギー量、カリウム量、リン量については、小数点以下第一位を四捨五入、同じく塩分量、タンパク質量、水分量については、小数点以下第二位を四捨五入しています。

　なお、塩分量は、ナトリウム量という意味ではなく、その食品に含まれる食塩相当量です。

この本の計量について

　本書の目安量に使われている「大さじ」「小さじ」とは、一般的な計量スプーンの大さじと小さじのことです。すりきりで小さじ1杯は5㎖、大さじ1杯は15㎖の容量があります。また「カップ」と表記されている場合、それは計量カップで、その1杯は200㎖です。

　エネルギー量などの栄養成分値はすべて重量で決まります。容量(かさ。㎖など)と重量(重さ。g)は違うので、ご注意ください。たとえば、水なら200㎖＝200gですが、牛乳だと200㎖＝206gになります。

資料編①の赤文字について

　掲載してある数値が同じである場合は、同列順位とみなし赤文字にしてあります。

目で見る
目安量でわかる食品の栄養成分値

●日常よく使う、ひとまとまりの分量あたりの
　各データがひと目でつかめます

　私たちは、食品（食材）を、1個、1切れ、1本といったきりのいいまとまりや、1杯、1玉などのように使いやすい分量で利用しています。ここでは、そうした一般的、標準的な量目である目安量あたりの栄養成分値を示してあります。もちろん、各目安量の実際の重量（ｇ）も表示しました。

　なお、表示した栄養価のひとつである「塩分」量は、ナトリウム量という意味ではなく、"食塩相当量"という意味です。

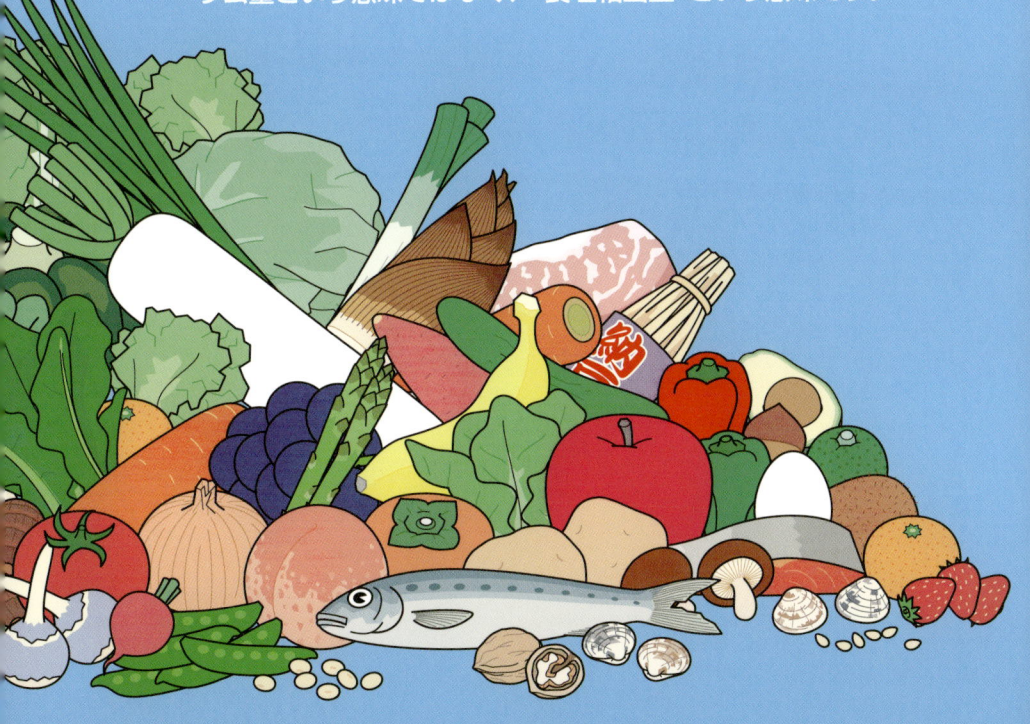

穀類

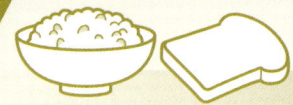

ご飯／もち

米 1合 150g

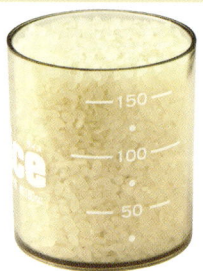

- エネルギー 534 kcal
- 塩分 0 g
- リン 141 mg
- タンパク質 9.2 g
- カリウム 132 mg
- 水分 23.3 g

白米ごはん 茶碗1杯 150g

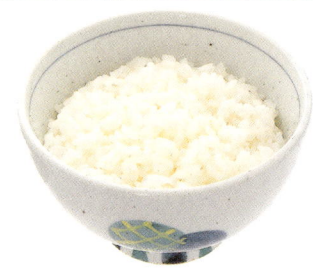

- エネルギー 252 kcal
- 塩分 0 g
- リン 51 mg
- タンパク質 3.8 g
- カリウム 44 mg
- 水分 90.0 g

玄米ごはん 茶碗1杯 150g

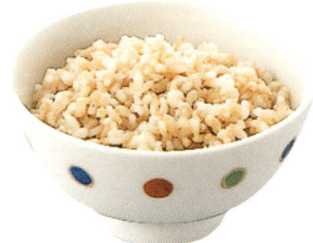

- エネルギー 248 kcal
- 塩分 0 g
- リン 195 mg
- タンパク質 4.2 g
- カリウム 143 mg
- 水分 90.0 g

胚芽米ごはん 茶碗1杯 150g

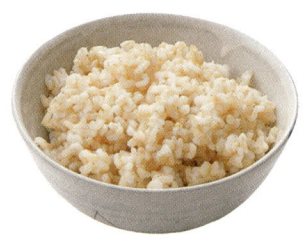

- エネルギー 251 kcal
- 塩分 0 g
- リン 102 mg
- タンパク質 4.1 g
- カリウム 77 mg
- 水分 90.0 g

赤飯 茶碗1杯 150g

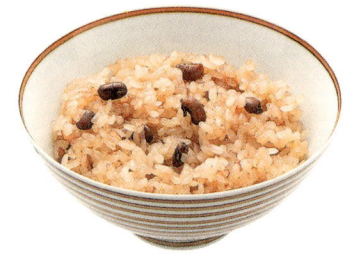

- エネルギー 284 kcal
- 塩分 0 g
- リン 81 mg
- タンパク質 5.9 g
- カリウム 119 mg
- 水分 79.5 g

切りもち 1切れ 55g

- エネルギー 129 kcal
- 塩分 0 g
- リン 43 mg
- タンパク質 2.3 g
- カリウム 36 mg
- 水分 24.5 g

パン

食パン 8枚切り 1枚 45g

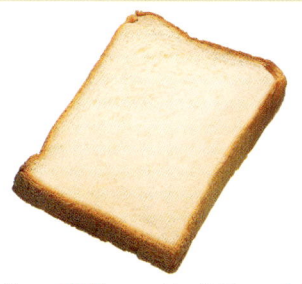

- エネルギー …… 119 kcal
- 塩分 …………… 0.6 g
- リン …………… 37 mg
- タンパク質 …… 4.2 g
- カリウム ……… 44 mg
- 水分 …………… 17.1 g

食パン 6枚切り 1枚 60g

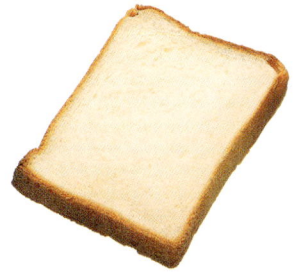

- エネルギー …… 158 kcal
- 塩分 …………… 0.8 g
- リン …………… 50 mg
- タンパク質 …… 5.6 g
- カリウム ……… 58 mg
- 水分 …………… 22.8 g

ぶどうパン 1個 35g

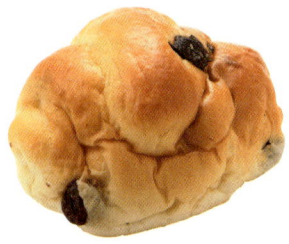

- エネルギー …… 94 kcal
- 塩分 …………… 0.4 g
- リン …………… 30 mg
- タンパク質 …… 2.9 g
- カリウム ……… 74 mg
- 水分 …………… 12.5 g

フランスパン 1切れ 30g

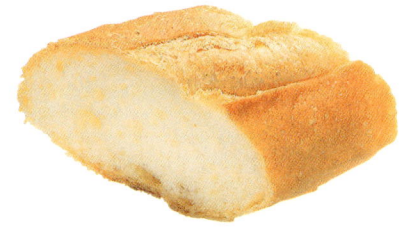

- エネルギー …… 84 kcal
- 塩分 …………… 0.5 g
- リン …………… 22 mg
- タンパク質 …… 2.8 g
- カリウム ……… 33 mg
- 水分 …………… 9.0 g

バターロール 1個 30g

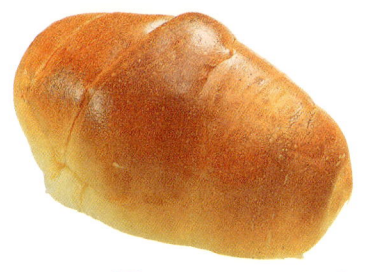

- エネルギー …… 95 kcal
- 塩分 …………… 0.4 g
- リン …………… 29 mg
- タンパク質 …… 3 g
- カリウム ……… 33 mg
- 水分 …………… 9.2 g

クロワッサン 1個 45g

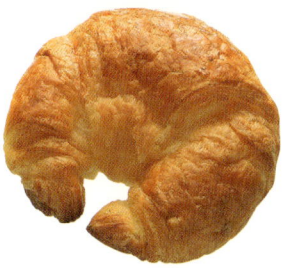

- エネルギー …… 202 kcal
- 塩分 …………… 0.5 g
- リン …………… 30 mg
- タンパク質 …… 3.6 g
- カリウム ……… 41 mg
- 水分 …………… 9.0 g

穀類

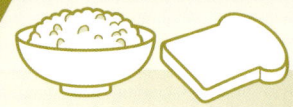

麺

うどん(ゆで) 1玉 220g

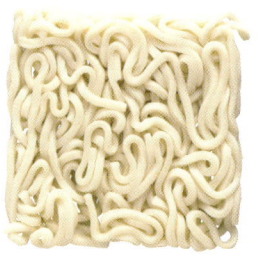

エネルギー	231 kcal	タンパク質	5.7 g
塩分	0.7 g	カリウム	20 mg
リン	40 mg	水分	165 g

うどん(干し) 1束 100g

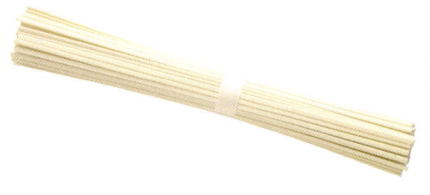

エネルギー	348 kcal	タンパク質	8.5 g
塩分	4.3 g	カリウム	130 mg
リン	70 mg	水分	13.5 g

そば(ゆで) 1玉 170g

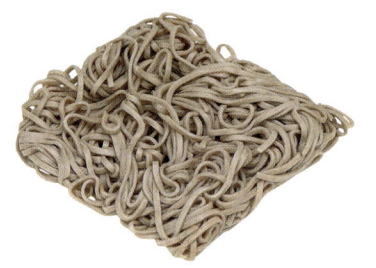

エネルギー	224 kcal	タンパク質	8.2 g
塩分	0 g	カリウム	58 mg
リン	136 mg	水分	115.6 g

そば(干し) 1束 100g

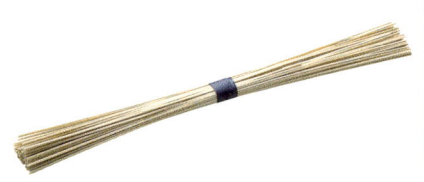

エネルギー	344 kcal	タンパク質	14.0 g
塩分	2.2 g	カリウム	260 mg
リン	230 mg	水分	14.0 g

そうめん(乾燥) 1束 50g

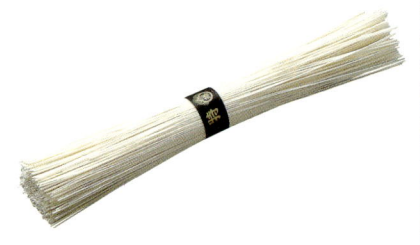

エネルギー	178 kcal	タンパク質	4.8 g
塩分	1.9 g	カリウム	60 mg
リン	35 mg	水分	6.3 g

中華麺(生) 1玉 120g

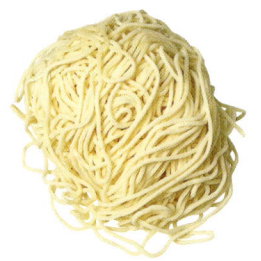

エネルギー	337 kcal	タンパク質	10.3 g
塩分	1.2 g	カリウム	420 mg
リン	72 mg	水分	39.6 g

麺

中華麺(蒸し) 1玉 150g

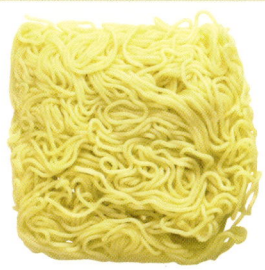

- エネルギー 297 kcal
- 塩分 0.6 g
- リン 150 mg
- タンパク質 8.0 g
- カリウム 129 mg
- 水分 81.0 g

スパゲティ(乾燥) 1人分 100g

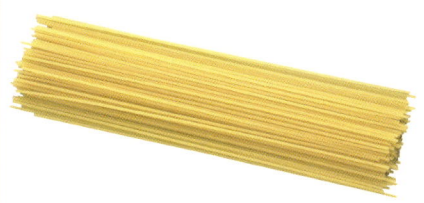

- エネルギー 378 kcal
- 塩分 0 g
- リン 130 mg
- タンパク質 13.0 g
- カリウム 200 mg
- 水分 12.0 g

ビーフン(乾燥) 1人分 75g

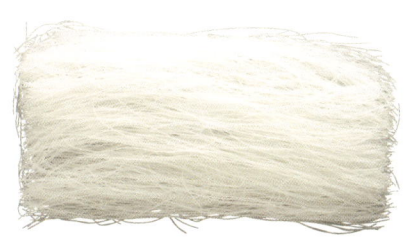

- エネルギー 283 kcal
- 塩分 0 g
- リン 44 mg
- タンパク質 5.3 g
- カリウム 25 mg
- 水分 8.3 g

コーンフレーク 1カップ 20g

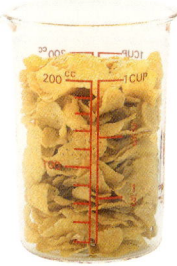

- エネルギー 76 kcal
- 塩分 0.4 g
- リン 9 mg
- タンパク質 1.6 g
- カリウム 19 mg
- 水分 0.9 g

小麦粉 大さじ1杯 9g

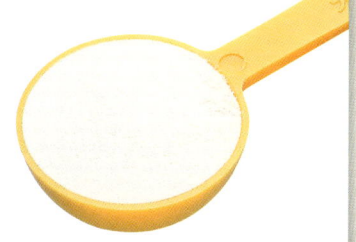

- エネルギー 33 kcal
- 塩分 0 g
- リン 6 mg
- タンパク質 0.7 g
- カリウム 11 mg
- 水分 1.3 g

パン粉 大さじ1杯 3g

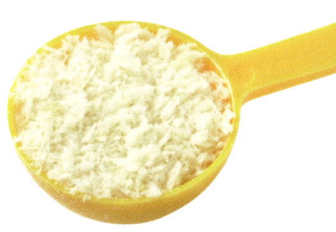

- エネルギー 11 kcal
- 塩分 0 g
- リン 4 mg
- タンパク質 0.4 g
- カリウム 5 mg
- 水分 0.4 g

肉とその加工品

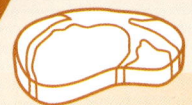

牛肉

牛もも肉（和牛・脂身つき） しゃぶしゃぶ用 1枚 10g

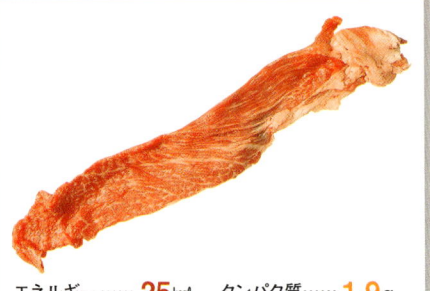

- エネルギー …… 25 kcal
- 塩分 …… 0 g
- リン …… 16 mg
- タンパク質 …… 1.9 g
- カリウム …… 31 mg
- 水分 …… 6.2 g

牛もも肉（輸入牛・脂身つき） しゃぶしゃぶ用 1枚 10g

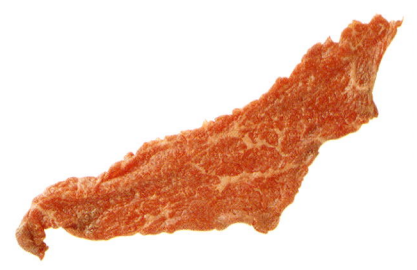

- エネルギー …… 18 kcal
- 塩分 …… 0 g
- リン …… 18 mg
- タンパク質 …… 2.1 g
- カリウム …… 34 mg
- 水分 …… 6.8 g

牛肩ロース肉（和牛・脂身つき） すき焼き用 1枚 30g

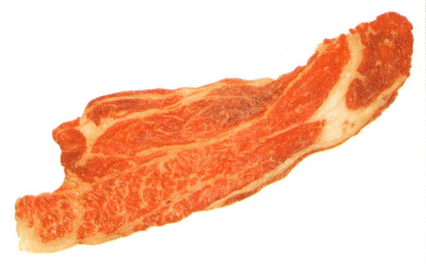

- エネルギー …… 123 kcal
- 塩分 …… 0 g
- リン …… 36 mg
- タンパク質 …… 4.1 g
- カリウム …… 63 mg
- 水分 …… 14.4 g

牛肩ロース肉（輸入牛・脂身つき） すき焼き用 1枚 30g

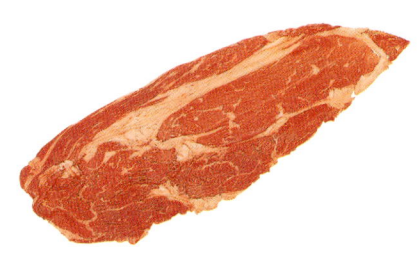

- エネルギー …… 72 kcal
- 塩分 …… 0 g
- リン …… 45 mg
- タンパク質 …… 5.4 g
- カリウム …… 90 mg
- 水分 …… 19.1 g

牛バラ肉（和牛・脂身つき） カルビ焼き用 1枚 20g

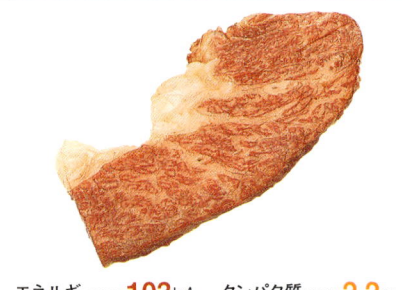

- エネルギー …… 103 kcal
- 塩分 …… 0 g
- リン …… 17 mg
- タンパク質 …… 2.2 g
- カリウム …… 32 mg
- 水分 …… 7.7 g

牛バラ肉（輸入牛・脂身つき） カルビ焼き用 1枚 20g

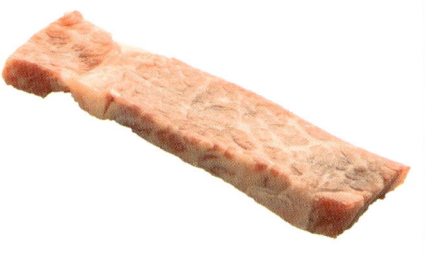

- エネルギー …… 74 kcal
- 塩分 …… 0 g
- リン …… 26 mg
- タンパク質 …… 2.9 g
- カリウム …… 46 mg
- 水分 …… 10.4 g

牛肉

牛ヒレ肉（和牛） ステーキ用 1枚 125g

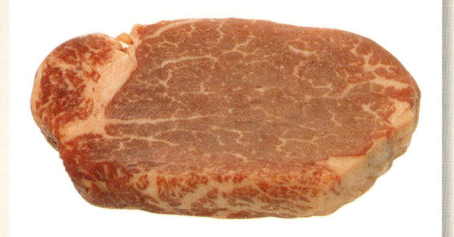

エネルギー	279 kcal	タンパク質	23.9 g
塩分	0.1 g	カリウム	425 mg
リン	225 mg	水分	80.8 g

牛ヒレ肉（輸入牛） ステーキ用 1枚 125g

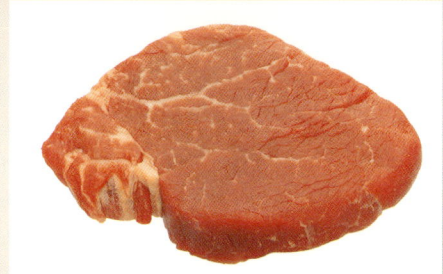

エネルギー	166 kcal	タンパク質	25.6 g
塩分	0.1 g	カリウム	463 mg
リン	225 mg	水分	91.6 g

牛ひき肉 卵大ひとかたまり 50g

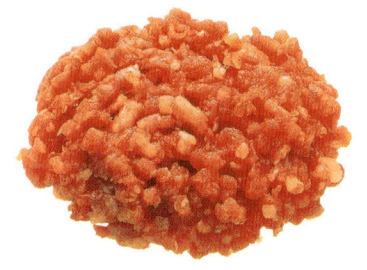

エネルギー	112 kcal	タンパク質	9.5 g
塩分	0.1 g	カリウム	155 mg
リン	85 mg	水分	32.3 g

合いびき肉（牛50%・豚50%） 卵大ひとかたまり 50g

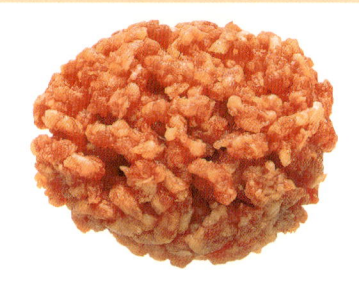

エネルギー	111 kcal	タンパク質	9.5 g
塩分	0 g	カリウム	156 mg
リン	86 mg	水分	32.5 g

牛レバー 1切れ 15g

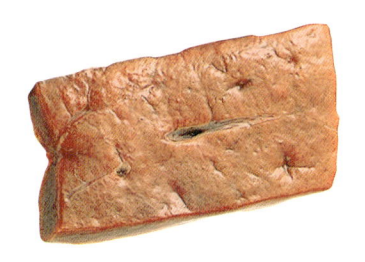

エネルギー	20 kcal	タンパク質	2.9 g
塩分	0 g	カリウム	45 mg
リン	50 mg	水分	10.7 g

牛タン 1枚 20g

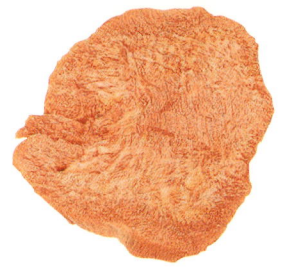

エネルギー	54 kcal	タンパク質	3.0 g
塩分	0 g	カリウム	40 mg
リン	28 mg	水分	12.4 g

肉とその加工品

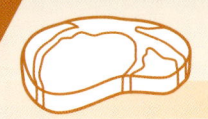

豚肉

豚もも肉(皮下脂肪なし) 薄切り1枚 20g

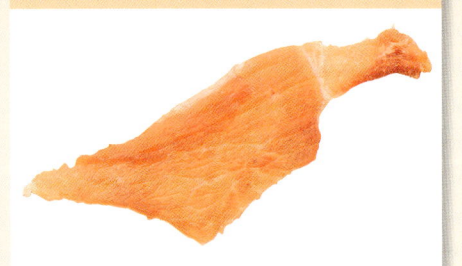

- エネルギー: 30 kcal
- 塩分: 0 g
- リン: 42 mg
- タンパク質: 4.3 g
- カリウム: 72 mg
- 水分: 14.2 g

豚ロース肉(脂身つき) 薄切り1枚 20g

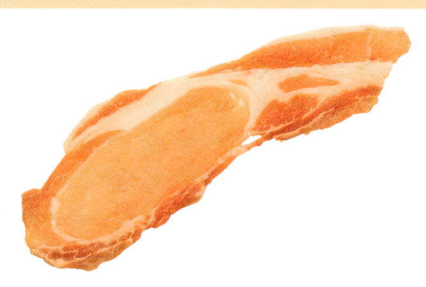

- エネルギー: 53 kcal
- 塩分: 0 g
- リン: 36 mg
- タンパク質: 3.9 g
- カリウム: 62 mg
- 水分: 12.1 g

豚バラ肉(脂身つき) 薄切り1枚 20g

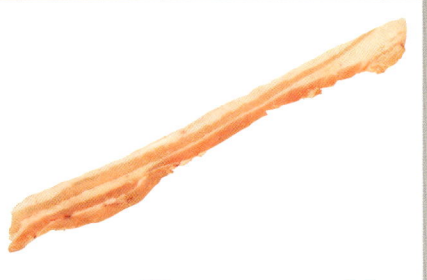

- エネルギー: 77 kcal
- 塩分: 0 g
- リン: 28 mg
- タンパク質: 2.8 g
- カリウム: 50 mg
- 水分: 10.1 g

豚ヒレ肉 1口かつ用 40g

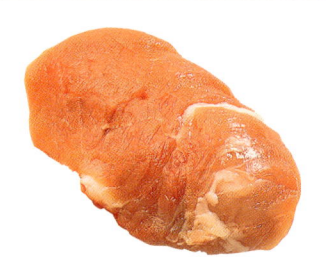

- エネルギー: 46 kcal
- 塩分: 0 g
- リン: 92 mg
- タンパク質: 9.1 g
- カリウム: 164 mg
- 水分: 29.6 g

豚ひき肉 卵大ひとかたまり 50g

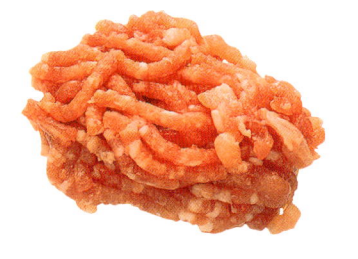

- エネルギー: 111 kcal
- 塩分: 0.1 g
- リン: 85 mg
- タンパク質: 9.3 g
- カリウム: 155 mg
- 水分: 32.7 g

豚レバー 1切れ 15g

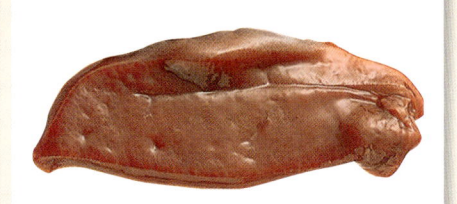

- エネルギー: 19 kcal
- 塩分: 0 g
- リン: 51 mg
- タンパク質: 3.1 g
- カリウム: 44 mg
- 水分: 10.8 g

鶏肉

鶏もも肉（皮つき） 1枚 250g

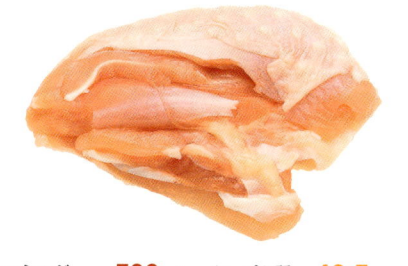

エネルギー ….. **500** kcal　タンパク質 ….. **40.5** g
塩分 ……………… 0.3 g　カリウム ……… 675 mg
リン ……………… 400 mg　水分 …………… 172.5 g

鶏胸肉（皮つき） 1枚 180g

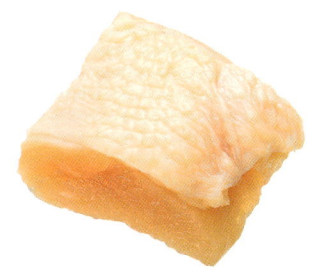

エネルギー ….. **344** kcal　タンパク質 ….. **35.1** g
塩分 ……………… 0.2 g　カリウム ……… 540 mg
リン ……………… 306 mg　水分 …………… 122.4 g

ささ身 1本 40g

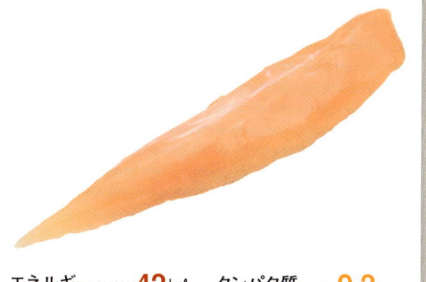

エネルギー ….. **42** kcal　タンパク質 ….. **9.2** g
塩分 ……………… 0 g　カリウム ……… 168 mg
リン ……………… 88 mg　水分 …………… 30.0 g

鶏ひき肉 卵大ひとかたまり 50g

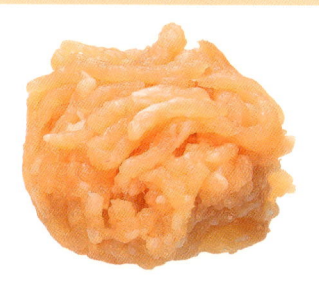

エネルギー ….. **83** kcal　タンパク質 ….. **10.5** g
塩分 ……………… 0.1 g　カリウム ……… 135 mg
リン ……………… 45 mg　水分 …………… 34.9 g

鶏レバー 焼き鳥1串分 30g

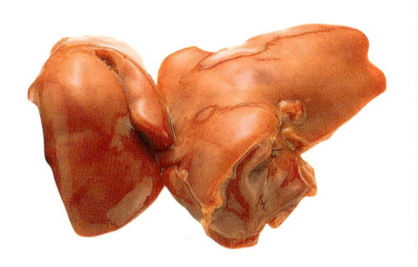

エネルギー ….. **33** kcal　タンパク質 ….. **5.7** g
塩分 ……………… 0.1 g　カリウム ……… 99 mg
リン ……………… 90 mg　水分 …………… 22.7 g

砂肝 焼き鳥1串分 30g

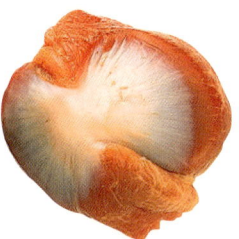

エネルギー ….. **28** kcal　タンパク質 ….. **5.5** g
塩分 ……………… 0 g　カリウム ……… 69 mg
リン ……………… 42 mg　水分 …………… 23.7 g

肉とその加工品

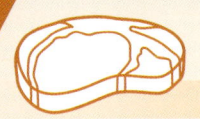

その他の肉／肉の加工品

馬肉 1切れ 12g

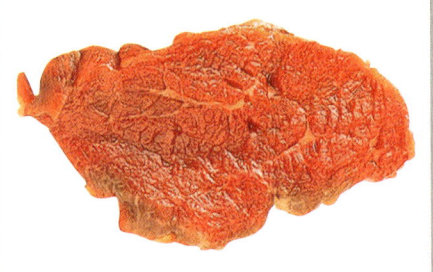

- エネルギー 13 kcal
- 塩分 0 g
- リン 20 mg
- タンパク質 2.4 g
- カリウム 36 mg
- 水分 9.1 g

かも肉（合いがも）1切れ 12g

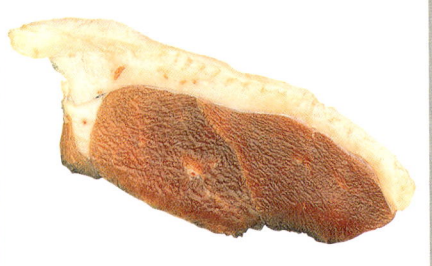

- エネルギー 40 kcal
- 塩分 0 g
- リン 16 mg
- タンパク質 1.7 g
- カリウム 26 mg
- 水分 6.7 g

ロースハム 1枚 15g

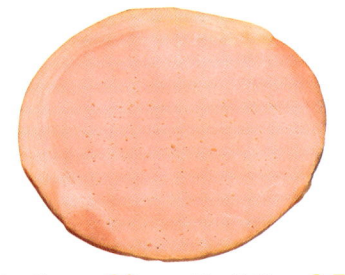

- エネルギー 29 kcal
- 塩分 0.4 g
- リン 51 mg
- タンパク質 2.5 g
- カリウム 39 mg
- 水分 9.8 g

ボンレスハム 1枚 15g

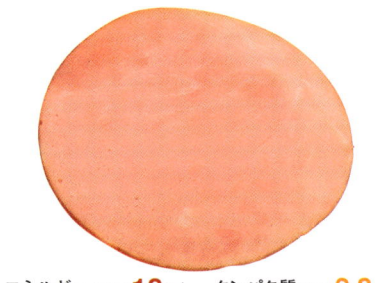

- エネルギー 18 kcal
- 塩分 0.4 g
- リン 51 mg
- タンパク質 2.8 g
- カリウム 39 mg
- 水分 10.8 g

プレスハム 1枚 15g

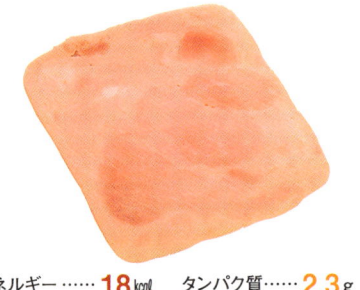

- エネルギー 18 kcal
- 塩分 0.4 g
- リン 39 mg
- タンパク質 2.3 g
- カリウム 23 mg
- 水分 11.0 g

生ハム（長期熟成）1枚 15g

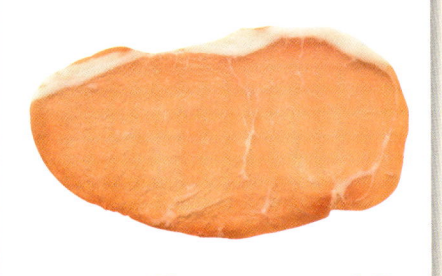

- エネルギー 40 kcal
- 塩分 0.8 g
- リン 30 mg
- タンパク質 3.9 g
- カリウム 72 mg
- 水分 7.4 g

肉の加工品

ベーコン 1枚 20g

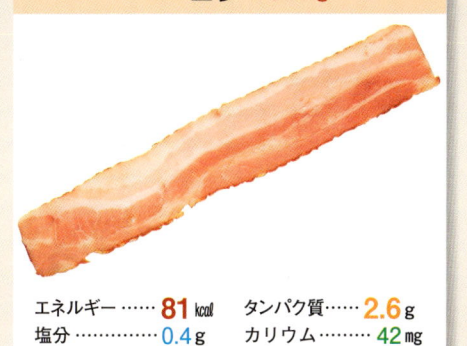

エネルギー	81 kcal	タンパク質	2.6 g
塩分	0.4 g	カリウム	42 mg
リン	46 mg	水分	9.0 g

ショルダーベーコン 1枚 10g

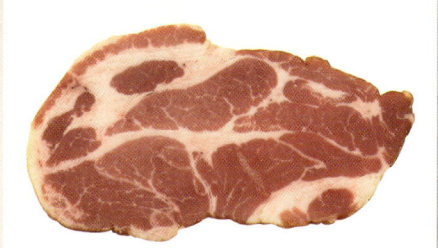

エネルギー	19 kcal	タンパク質	1.7 g
塩分	0.2 g	カリウム	24 mg
リン	29 mg	水分	6.5 g

ウインナーソーセージ 1本 15g

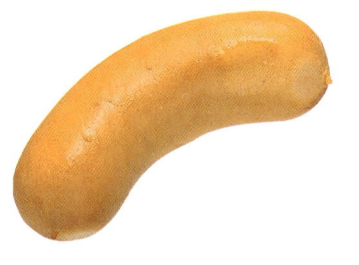

エネルギー	48 kcal	タンパク質	2.0 g
塩分	0.3 g	カリウム	27 mg
リン	29 mg	水分	8.0 g

フランクフルトソーセージ 1本 50g

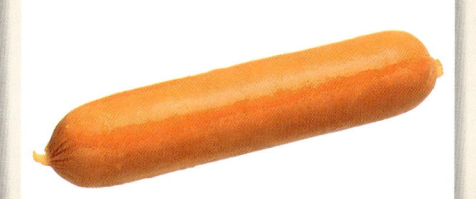

エネルギー	149 kcal	タンパク質	6.4 g
塩分	1.0 g	カリウム	100 mg
リン	85 mg	水分	27.0 g

ソフトサラミソーセージ 1枚 10g

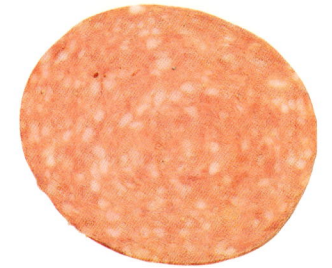

エネルギー	34 kcal	タンパク質	1.5 g
塩分	0.3 g	カリウム	25 mg
リン	22 mg	水分	4.9 g

ローストビーフ 1枚 10g

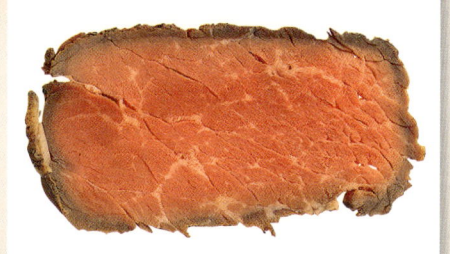

エネルギー	20 kcal	タンパク質	2.2 g
塩分	0.1 g	カリウム	26 mg
リン	20 mg	水分	6.4 g

肉とその加工品

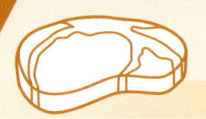

加工品

コンビーフ（缶詰） 1缶 100g
- エネルギー 203 kcal
- タンパク質 19.8 g
- 塩分 1.8 g
- カリウム 110 mg
- リン 120 mg
- 水分 63.4 g

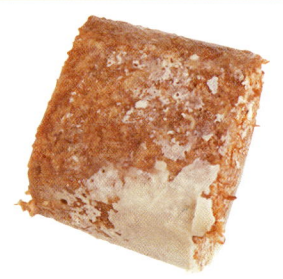

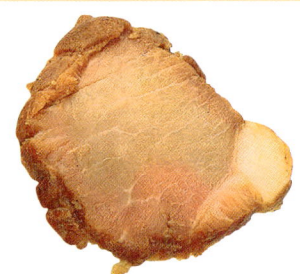

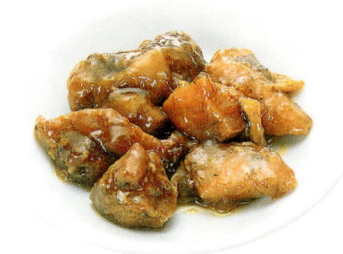

焼き豚 1枚 15g
- エネルギー 26 kcal
- タンパク質 2.9 g
- 塩分 0.4 g
- カリウム 44 mg
- リン 39 mg
- 水分 9.6 g

焼き鳥缶詰 1食分 50g
- エネルギー 89 kcal
- タンパク質 9.2 g
- 塩分 1.1 g
- カリウム 100 mg
- リン 38 mg
- 水分 31.4 g

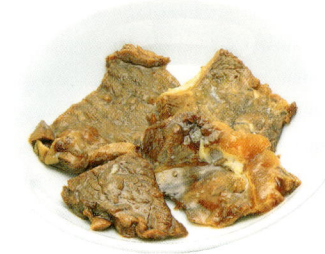

牛肉大和煮缶詰 1食分 50g
- エネルギー 78 kcal
- タンパク質 9.6 g
- 塩分 0.9 g
- カリウム 90 mg
- リン 55 mg
- 水分 32.2 g

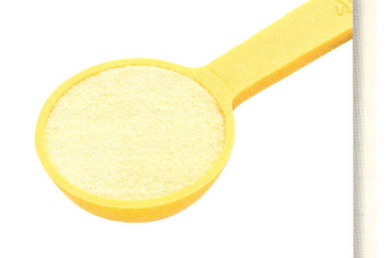

ゼラチン 小さじ1杯 3g
- エネルギー 10 kcal
- タンパク質 2.6 g
- 塩分 0 g
- カリウム 0 mg
- リン 0 mg
- 水分 0.3 g

レバーペースト 小さじ1杯 5g
- エネルギー 19 kcal
- タンパク質 0.6 g
- 塩分 0.1 g
- カリウム 8 mg
- リン 13 mg
- 水分 2.3 g

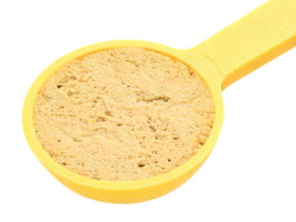

魚介とその加工品

魚の1尾・切り身

あこうだい 1切れ 120g

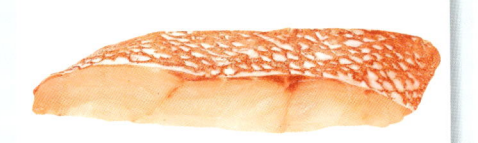

- エネルギー ···· 112 kcal
- 塩分 ············ 0.2 g
- リン ············ 204 mg
- タンパク質 ··· 20.2 g
- カリウム ····· 372 mg
- 水分 ············ 95.8 g

あじ 1尾 150g（正味68g）

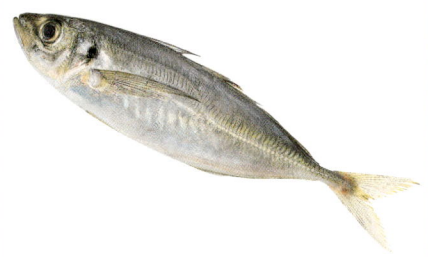

- エネルギー ···· 82 kcal
- 塩分 ············ 0.2 g
- リン ············ 156 mg
- タンパク質 ··· 14.1 g
- カリウム ····· 252 mg
- 水分 ············ 50.6 g

あなご 1尾・背開き 45g

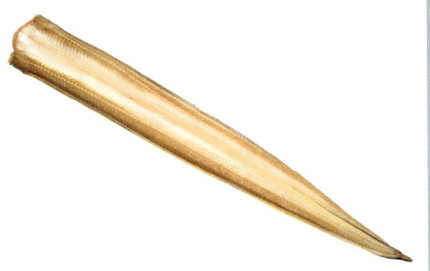

- エネルギー ···· 72 kcal
- 塩分 ············ 0.2 g
- リン ············ 95 mg
- タンパク質 ··· 7.8 g
- カリウム ····· 167 mg
- 水分 ············ 32.5 g

あまだい 1切れ 120g

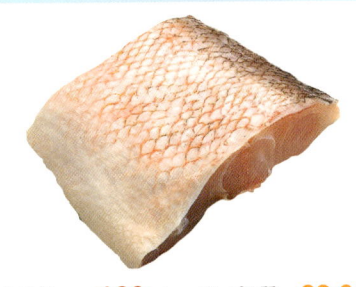

- エネルギー ···· 136 kcal
- 塩分 ············ 0.2 g
- リン ············ 228 mg
- タンパク質 ··· 22.6 g
- カリウム ····· 432 mg
- 水分 ············ 91.8 g

鮎（養殖） 1尾 170g（正味85g）

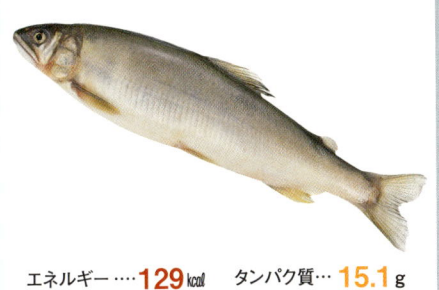

- エネルギー ···· 129 kcal
- 塩分 ············ 0.1 g
- リン ············ 272 mg
- タンパク質 ··· 15.1 g
- カリウム ····· 306 mg
- 水分 ············ 61.2 g

いさき 1尾 225g（正味124g）

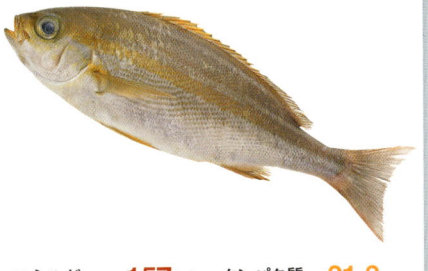

- エネルギー ···· 157 kcal
- 塩分 ············ 0.5 g
- リン ············ 273 mg
- タンパク質 ··· 21.3 g
- カリウム ····· 372 mg
- 水分 ············ 94.0 g

魚介とその加工品

魚の1尾・切り身

いぼだい 1尾 260g（正味143g）
- エネルギー ···· 213 kcal
- 塩分 ············· 0.7 g
- リン ············· 229 mg
- タンパク質 ··· 23.5 g
- カリウム ······ 400 mg
- 水分 ············ 105.8 g

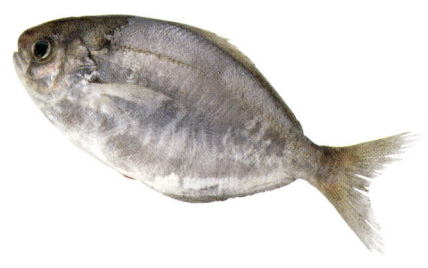

いわし（まいわし） 1尾 140g（正味70g）
- エネルギー ···· 152 kcal
- 塩分 ············· 0.2 g
- リン ············· 161 mg
- タンパク質 ··· 13.9 g
- カリウム ······ 217 mg
- 水分 ············ 45.1 g

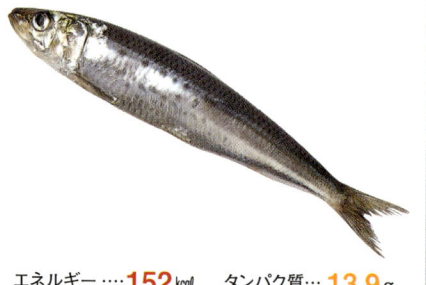

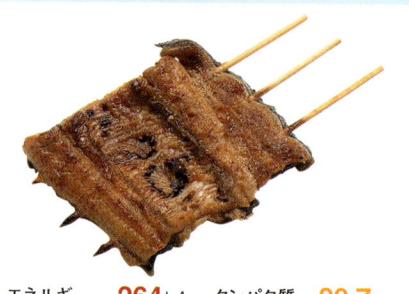

うなぎ（蒲焼き） 1串 90g
- エネルギー ···· 264 kcal
- 塩分 ············· 1.2 g
- リン ············· 270 mg
- タンパク質 ··· 20.7 g
- カリウム ······ 270 mg
- 水分 ············ 45.5 g

かじき（めかじき） 1切れ 100g
- エネルギー ···· 141 kcal
- 塩分 ············· 0.2 g
- リン ············· 250 mg
- タンパク質 ··· 18.3 g
- カリウム ······ 430 mg
- 水分 ············ 73.6 g

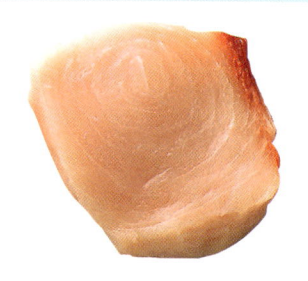

かます 1尾 155g（正味93g）
- エネルギー ···· 138 kcal
- 塩分 ············· 0.3 g
- リン ············· 130 mg
- タンパク質 ··· 17.6 g
- カリウム ······ 298 mg
- 水分 ············ 67.6 g

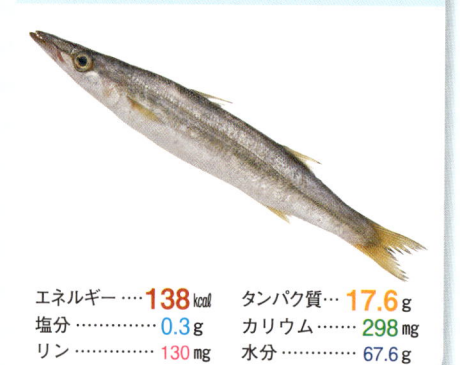

かれい（まがれい） 1尾 240g（正味120g）
- エネルギー ···· 114 kcal
- 塩分 ············· 0.4 g
- リン ············· 240 mg
- タンパク質 ··· 23.5 g
- カリウム ······ 396 mg
- 水分 ············ 93.4 g

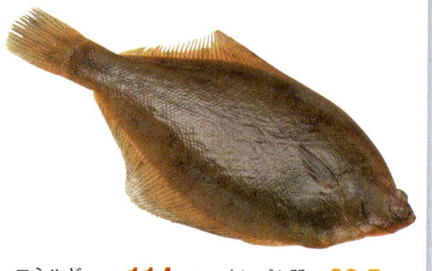

魚の1尾・切り身

子持ちがれい 1切れ 100g（正味85g）

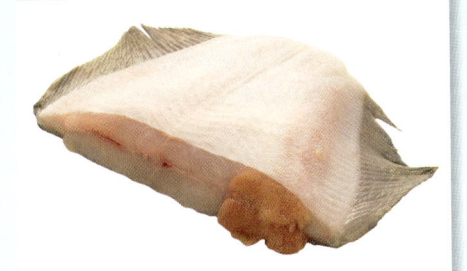

- エネルギー 122 kcal
- 塩分 0.2 g
- リン 170 mg
- タンパク質 16.9 g
- カリウム 247 mg
- 水分 61.8 g

きす（背開き） 1尾 20g（正味19g）

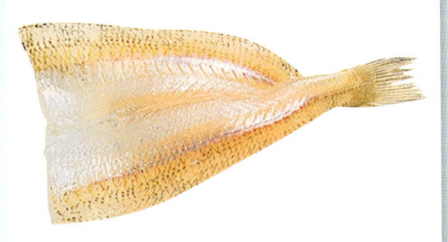

- エネルギー 16 kcal
- 塩分 0.1 g
- リン 42 mg
- タンパク質 3.6 g
- カリウム 67 mg
- 水分 15.0 g

きんき 1尾 275g（正味110g）

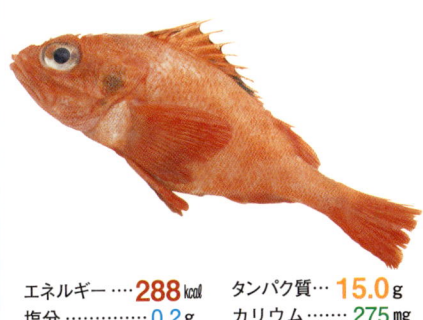

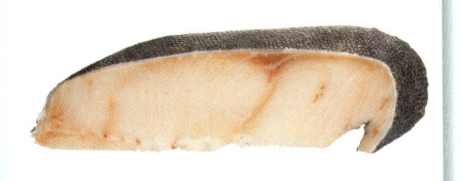

- エネルギー 288 kcal
- 塩分 0.2 g
- リン 143 mg
- タンパク質 15.0 g
- カリウム 275 mg
- 水分 70.3 g

銀だら 1切れ 120g

- エネルギー 264 kcal
- 塩分 0.2 g
- リン 204 mg
- タンパク質 15.6 g
- カリウム 396 mg
- 水分 82.3 g

きんめだい 1切れ 100g

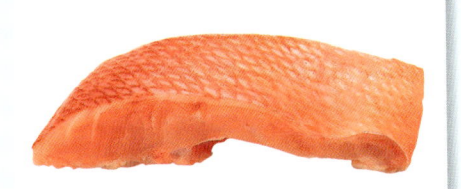

- エネルギー 160 kcal
- 塩分 0.1 g
- リン 490 mg
- タンパク質 17.8 g
- カリウム 330 mg
- 水分 72.1 g

こはだ（酢じめ） 1尾 20g（正味19g）

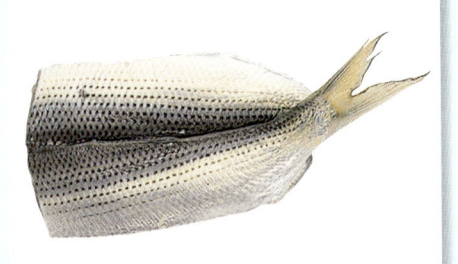

- エネルギー 37 kcal
- 塩分 0.4 g
- リン 32 mg
- タンパク質 3.6 g
- カリウム 23 mg
- 水分 11.7 g

魚介とその加工品

魚の1尾・切り身

新巻きざけ 1切れ 100g

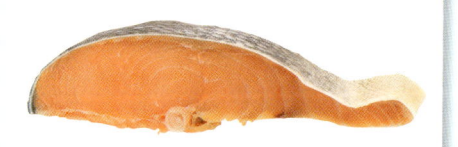

- エネルギー 154 kcal
- 塩分 3.0 g
- リン 230 mg
- タンパク質 22.8 g
- カリウム 380 mg
- 水分 67.0 g

生ざけ（白ざけ） 1切れ 100g

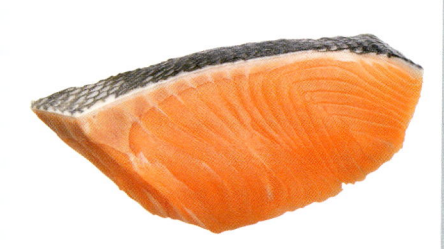

- エネルギー 133 kcal
- 塩分 0.2 g
- リン 240 mg
- タンパク質 22.3 g
- カリウム 350 mg
- 水分 72.3 g

紅ざけ 1切れ 100g

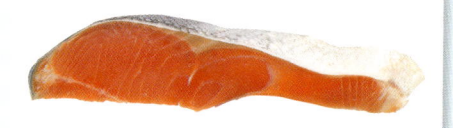

- エネルギー 138 kcal
- 塩分 0.1 g
- リン 260 mg
- タンパク質 22.5 g
- カリウム 380 mg
- 水分 71.4 g

銀ざけ 1切れ 100g

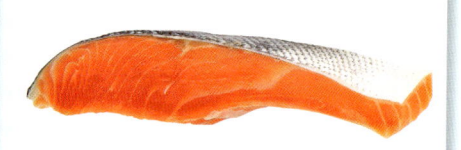

- エネルギー 204 kcal
- 塩分 0.1 g
- リン 290 mg
- タンパク質 19.6 g
- カリウム 350 mg
- 水分 66.0 g

キングサーモン 1切れ 100g

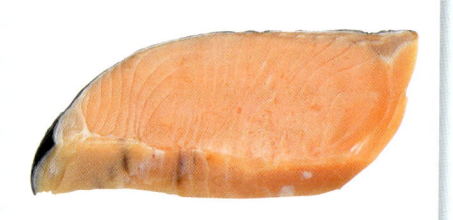

- エネルギー 200 kcal
- 塩分 0.1 g
- リン 250 mg
- タンパク質 19.5 g
- カリウム 380 mg
- 水分 66.5 g

さば（輸入） 半身 210g

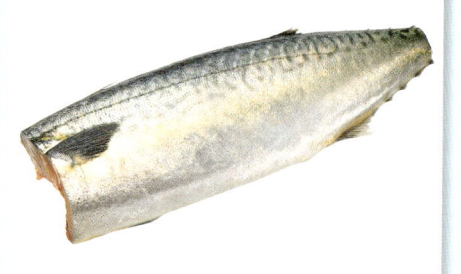

- エネルギー 685 kcal
- 塩分 0.6 g
- リン 441 mg
- タンパク質 36.1 g
- カリウム 672 mg
- 水分 114.5 g

魚の1尾・切り身

さより 1尾 125g（正味75g）

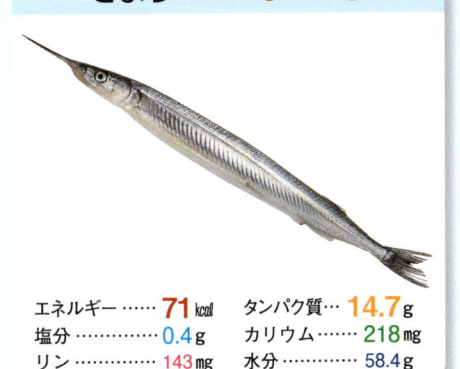

エネルギー …… 71 kcal
タンパク質 … 14.7 g
塩分 ………… 0.4 g
カリウム …… 218 mg
リン ………… 143 mg
水分 ………… 58.4 g

さんま 1尾 200g（正味140g）

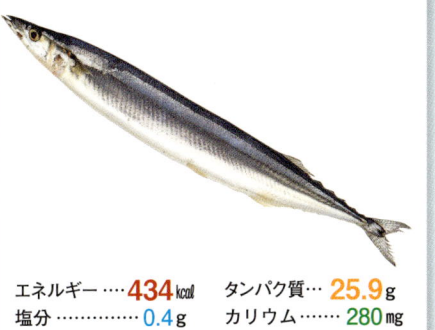

エネルギー …… 434 kcal
タンパク質 … 25.9 g
塩分 ………… 0.4 g
カリウム …… 280 mg
リン ………… 252 mg
水分 ………… 78.1 g

さわら 1切れ 100g

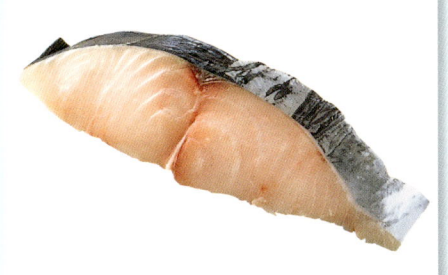

エネルギー …… 177 kcal
タンパク質 … 20.1 g
塩分 ………… 0.2 g
カリウム …… 490 mg
リン ………… 220 mg
水分 ………… 68.6 g

したびらめ（下処理したもの） 1尾 160g

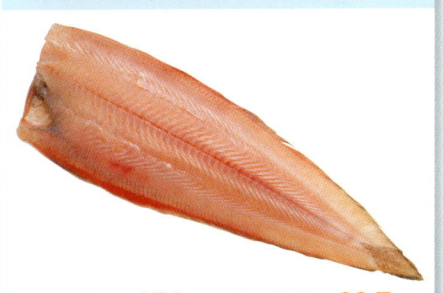

エネルギー …… 154 kcal
タンパク質 … 30.7 g
塩分 ………… 0.6 g
カリウム …… 496 mg
リン ………… 256 mg
水分 ………… 124.8 g

たい（まだい・養殖） 1切れ 100g

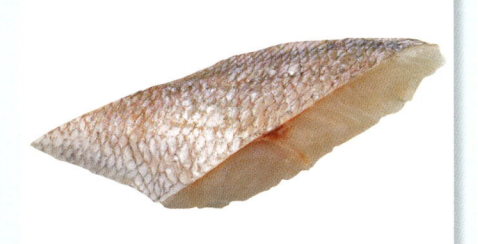

エネルギー …… 194 kcal
タンパク質 … 21.7 g
塩分 ………… 0.1 g
カリウム …… 470 mg
リン ………… 240 mg
水分 ………… 66.1 g

※たちうお 1切れ 150g（正味143g）

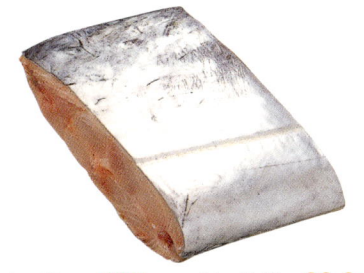

エネルギー …… 380 kcal
タンパク質 … 23.6 g
塩分 ………… 0.3 g
カリウム …… 415 mg
リン ………… 257 mg
水分 ………… 88.1 g

※切り身ですが、骨があるため廃棄率5％で正味量を計算してあります。

魚介とその加工品

魚の1尾・切り身

たら（生だら） 1切れ 120g

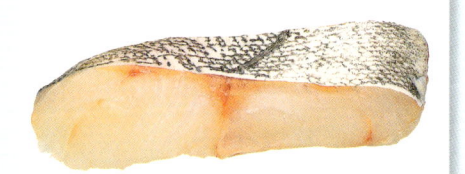

エネルギー	92 kcal
塩分	0.4 g
リン	276 mg
タンパク質	21.1 g
カリウム	420 mg
水分	97.1 g

にしん 1尾 270g（正味149g）

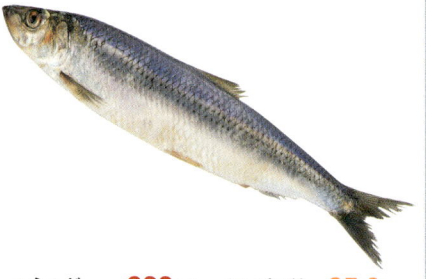

エネルギー	322 kcal
塩分	0.4 g
リン	358 mg
タンパク質	25.9 g
カリウム	522 mg
水分	98.5 g

はも（骨切りしたもの） 1切れ 55g

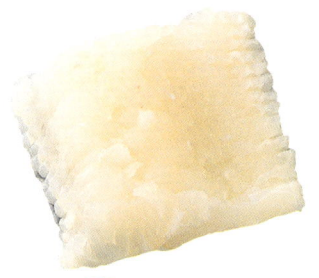

エネルギー	79 kcal
塩分	0.1 g
リン	154 mg
タンパク質	12.3 g
カリウム	248 mg
水分	39.1 g

ひらめ（養殖） 1切れ 80g

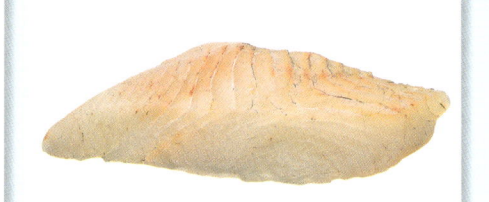

エネルギー	99 kcal
塩分	0.1 g
リン	192 mg
タンパク質	17.0 g
カリウム	344 mg
水分	59.1 g

ぶり 1切れ 120g

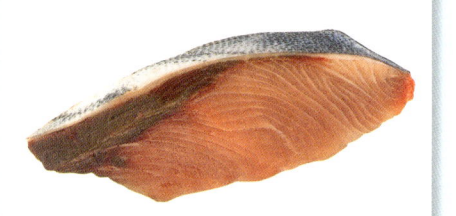

エネルギー	308 kcal
塩分	0.1 g
リン	156 mg
タンパク質	25.7 g
カリウム	456 mg
水分	71.5 g

ます（カラフトます） 1切れ 100g

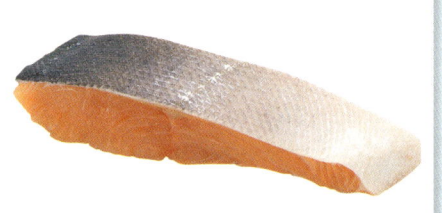

エネルギー	154 kcal
塩分	0.2 g
リン	260 mg
タンパク質	21.7 g
カリウム	400 mg
水分	70.1 g

魚の1尾・切り身／刺し身

にじます 1尾 150g（正味83g）

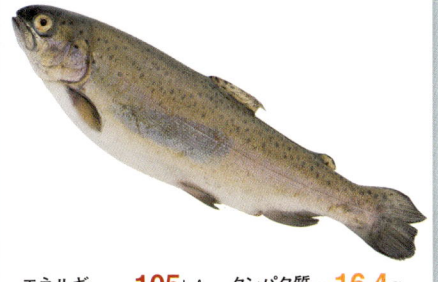

- エネルギー……105kcal
- 塩分……0.1g
- リン……199mg
- タンパク質……16.4g
- カリウム……307mg
- 水分……61.8g

※まながつお 1切れ 150g（正味143g）

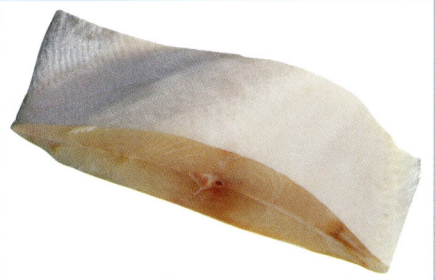

- エネルギー……250kcal
- 塩分……0.6g
- リン……272mg
- タンパク質……24.5g
- カリウム……529mg
- 水分……101.2g

むつ 1切れ 120g

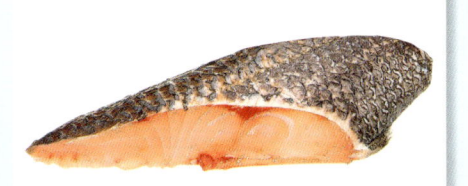

- エネルギー……227kcal
- 塩分……0.2g
- リン……216mg
- タンパク質……20.0g
- カリウム……468mg
- 水分……83.6g

めばる 1尾 180g（正味81g）

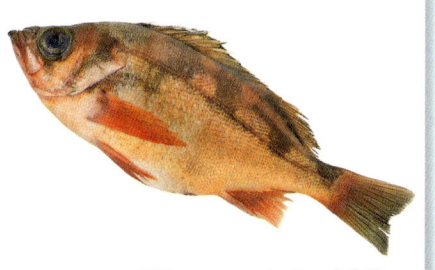

- エネルギー……88kcal
- 塩分……0.2g
- リン……162mg
- タンパク質……14.7g
- カリウム……284mg
- 水分……62.5g

わかさぎ 1尾 20g

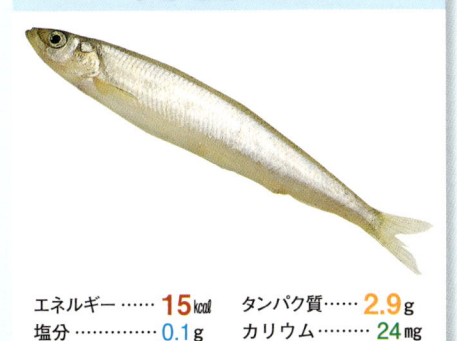

- エネルギー……15kcal
- 塩分……0.1g
- リン……70mg
- タンパク質……2.9g
- カリウム……24mg
- 水分……16.4g

あじのたたき 1人分 50g

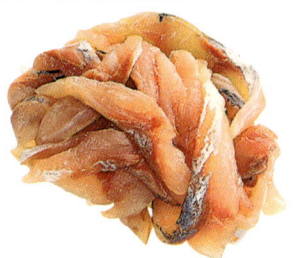

- エネルギー……61kcal
- 塩分……0.2g
- リン……115mg
- タンパク質……10.4g
- カリウム……185mg
- 水分……37.2g

※切り身ですが、骨があるため廃棄率5％で正味量を計算してあります。

魚介とその加工品

刺し身

かつお（春獲り） 1切れ 20g

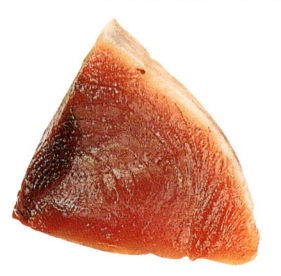

エネルギー	23 kcal	タンパク質	5.2 g
塩分	0 g	カリウム	86 mg
リン	56 mg	水分	14.4 g

かんぱち 1切れ 10g

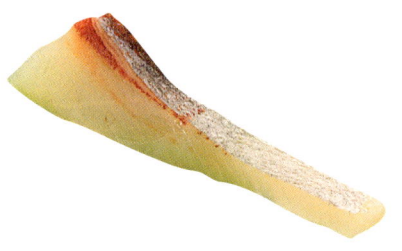

エネルギー	13 kcal	タンパク質	2.1 g
塩分	0 g	カリウム	49 mg
リン	27 mg	水分	7.3 g

すずき 1切れ 10g

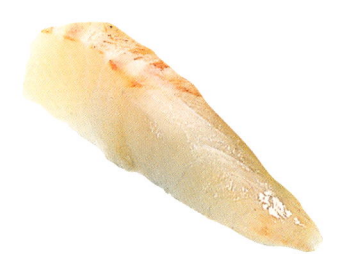

エネルギー	12 kcal	タンパク質	2.0 g
塩分	0 g	カリウム	37 mg
リン	21 mg	水分	7.5 g

たい（まだい） 1切れ 7g

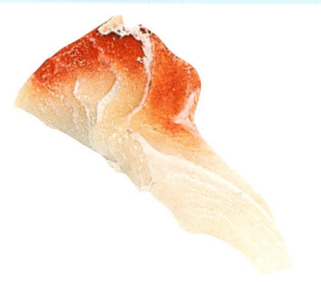

エネルギー	14 kcal	タンパク質	1.5 g
塩分	0 g	カリウム	33 mg
リン	17 mg	水分	4.6 g

はまち 1切れ 15g

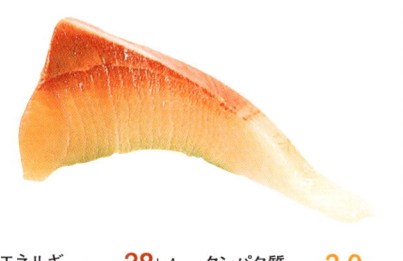

エネルギー	38 kcal	タンパク質	3.0 g
塩分	0 g	カリウム	47 mg
リン	30 mg	水分	9.1 g

ひらめ 1切れ 7g

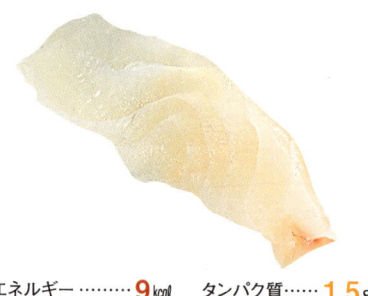

エネルギー	9 kcal	タンパク質	1.5 g
塩分	0 g	カリウム	30 mg
リン	17 mg	水分	5.2 g

刺し身

ふぐ（とらふぐ）1人分 40g

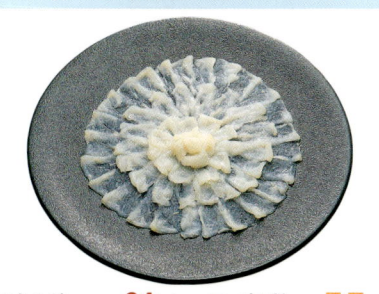

エネルギー 34 kcal	タンパク質 7.7 g
塩分 0.1 g	カリウム 172 mg
リン 100 mg	水分 31.6 g

まぐろ（くろまぐろ・赤身）1切れ 15g

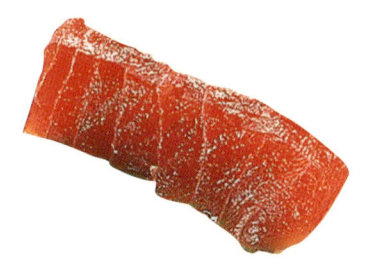

エネルギー 19 kcal	タンパク質 4.0 g
塩分 0 g	カリウム 57 mg
リン 41 mg	水分 10.6 g

まぐろ（くろまぐろ・中トロ）1切れ 15g

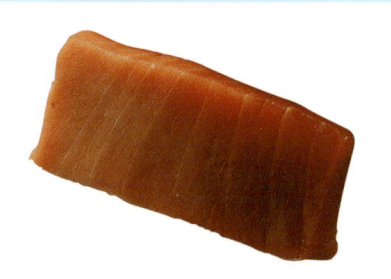

エネルギー 34 kcal	タンパク質 3.5 g
塩分 0 g	カリウム 46 mg
リン 34 mg	水分 9.2 g

まぐろ（くろまぐろ・大トロ）1切れ 15g

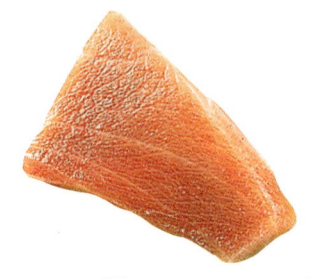

エネルギー 50 kcal	タンパク質 3.0 g
塩分 0 g	カリウム 35 mg
リン 27 mg	水分 7.7 g

あおやぎ 1個 7g

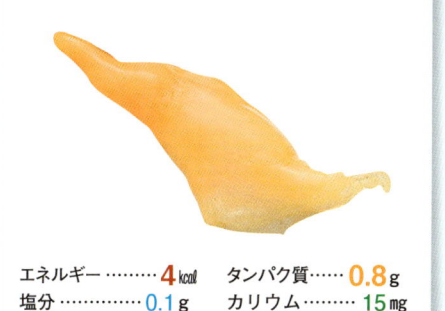

エネルギー 4 kcal	タンパク質 0.8 g
塩分 0.1 g	カリウム 15 mg
リン 11 mg	水分 5.9 g

あまえび 1尾 7g（正味 6g）

エネルギー 5 kcal	タンパク質 1.2 g
塩分 0 g	カリウム 19 mg
リン 14 mg	水分 4.7 g

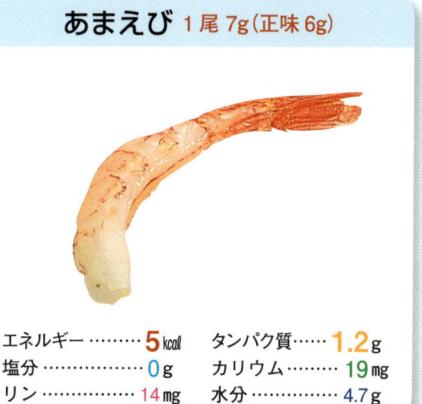

魚介とその加工品

刺し身

いか（するめいか） 1人分 50g

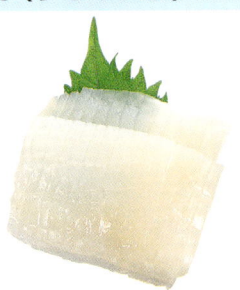

- エネルギー …… 44 kcal
- 塩分 …………… 0.4 g
- リン …………… 125 mg
- タンパク質 …… 9.1 g
- カリウム ……… 135 mg
- 水分 …………… 39.5 g

うに 1切れ 6g

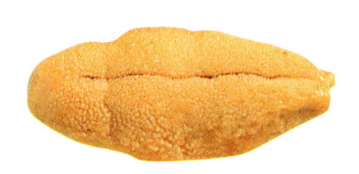

- エネルギー …… 7 kcal
- 塩分 …………… 0 g
- リン …………… 23 mg
- タンパク質 …… 1.0 g
- カリウム ……… 20 mg
- 水分 …………… 4.4 g

たこ（まだこ・ゆで） 1枚 8g

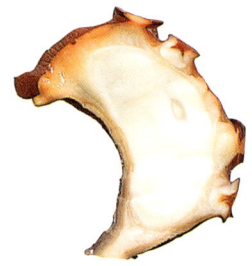

- エネルギー …… 8 kcal
- 塩分 …………… 0 g
- リン …………… 10 mg
- タンパク質 …… 1.7 g
- カリウム ……… 19 mg
- 水分 …………… 6.1 g

とり貝 1個 8g

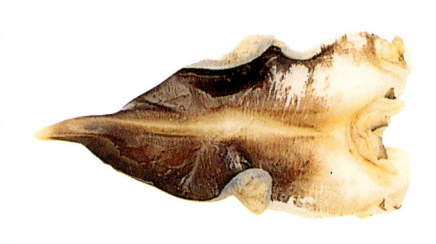

- エネルギー …… 7 kcal
- 塩分 …………… 0 g
- リン …………… 10 mg
- タンパク質 …… 1.0 g
- カリウム ……… 12 mg
- 水分 …………… 6.3 g

ほたて貝の貝柱 1個 25g

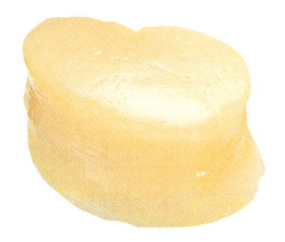

- エネルギー …… 24 kcal
- 塩分 …………… 0.1 g
- リン …………… 65 mg
- タンパク質 …… 4.5 g
- カリウム ……… 105 mg
- 水分 …………… 18.9 g

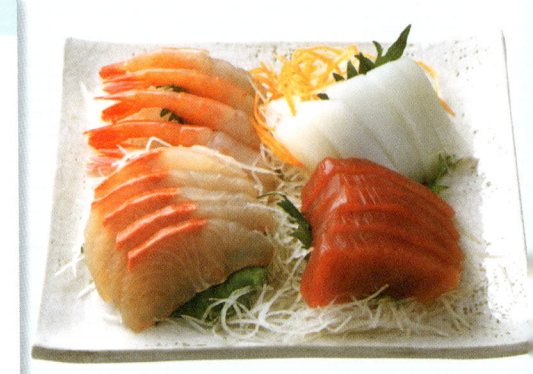

いか・たこ・えび・貝他

いか（するめいか） 1ぱい 300g（正味 225g）

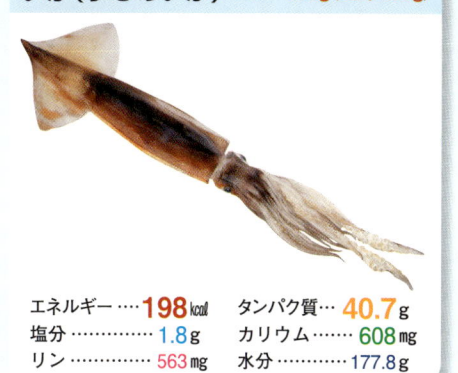

- エネルギー …… **198** kcal
- 塩分 …………… 1.8 g
- リン …………… 563 mg
- タンパク質 …… **40.7** g
- カリウム ……… 608 mg
- 水分 …………… 177.8 g

車えび 1尾 45g（正味 20g）

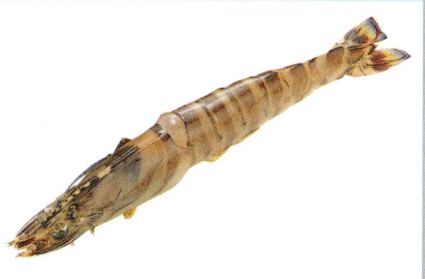

- エネルギー …… **19** kcal
- 塩分 …………… 0.1 g
- リン …………… 62 mg
- タンパク質 …… **4.3** g
- カリウム ……… 86 mg
- 水分 …………… 15.2 g

芝えび 1尾 6g（正味 3g）

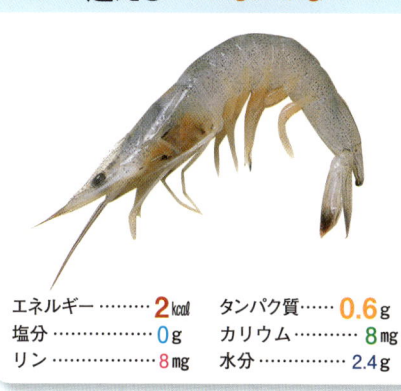

- エネルギー …… **2** kcal
- 塩分 …………… 0 g
- リン …………… 8 mg
- タンパク質 …… **0.6** g
- カリウム ……… 8 mg
- 水分 …………… 2.4 g

しゃこ（ゆで） 1尾 18g（正味 17g）

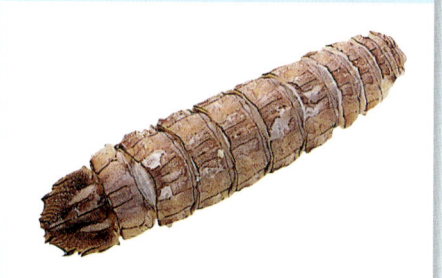

- エネルギー …… **17** kcal
- 塩分 …………… 0.1 g
- リン …………… 43 mg
- タンパク質 …… **3.3** g
- カリウム ……… 39 mg
- 水分 …………… 13.1 g

大正えび（無頭） 1尾 18g（正味 14g）

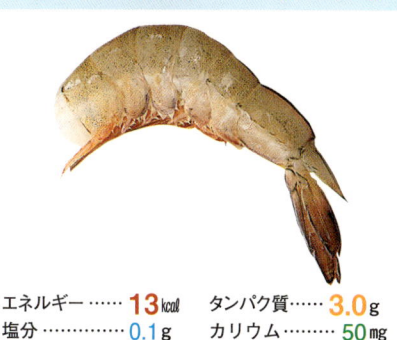

- エネルギー …… **13** kcal
- 塩分 …………… 0.1 g
- リン …………… 42 mg
- タンパク質 …… **3.0** g
- カリウム ……… 50 mg
- 水分 …………… 10.7 g

ブラックタイガー（無頭） 1尾 30g（正味 26g）

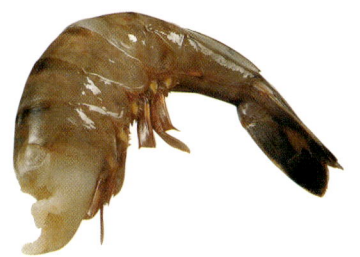

- エネルギー …… **21** kcal
- 塩分 …………… 0.1 g
- リン …………… 55 mg
- タンパク質 …… **4.8** g
- カリウム ……… 60 mg
- 水分 …………… 20.8 g

魚介とその加工品

いか・たこ・えび・貝他

毛がに　1ぱい 350g（正味105g）

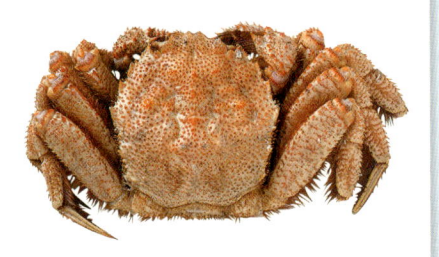

- エネルギー …… 76 kcal
- 塩分 …………… 0.6 g
- リン …………… 273 mg
- タンパク質 … 16.6 g
- カリウム …… 357 mg
- 水分 ………… 86.0 g

たらばがに（ゆで）　1片 40g（正味22g）

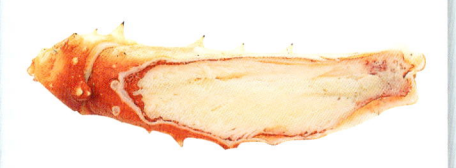

- エネルギー …… 18 kcal
- 塩分 …………… 0.2 g
- リン …………… 42 mg
- タンパク質 … 3.9 g
- カリウム …… 51 mg
- 水分 ………… 17.6 g

たこ（ゆで）足　1本 150g

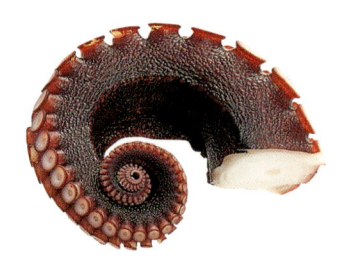

- エネルギー …… 149 kcal
- 塩分 …………… 0.9 g
- リン …………… 180 mg
- タンパク質 … 32.6 g
- カリウム …… 360 mg
- 水分 ………… 114.3 g

いいだこ　1ぱい 65g

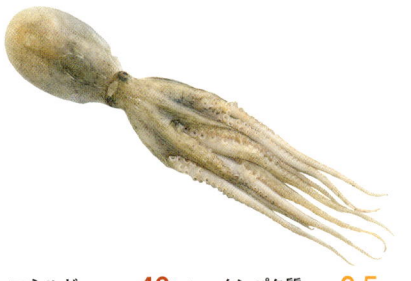

- エネルギー …… 46 kcal
- 塩分 …………… 0.4 g
- リン …………… 124 mg
- タンパク質 … 9.5 g
- カリウム …… 130 mg
- 水分 ………… 54.1 g

あさり　1個 10g（正味4g）

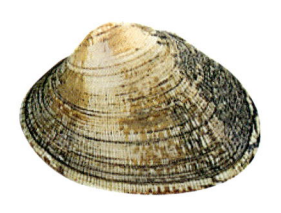

- エネルギー …… 1 kcal
- 塩分 …………… 0.1 g
- リン …………… 3 mg
- タンパク質 … 0.2 g
- カリウム …… 6 mg
- 水分 ………… 3.6 g

あわび　1個 250g（正味113g）

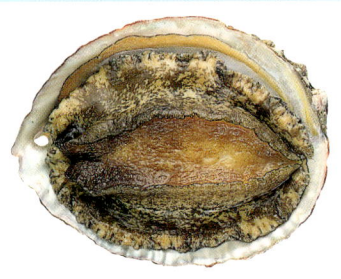

- エネルギー …… 82 kcal
- 塩分 …………… 0.9 g
- リン …………… 113 mg
- タンパク質 … 14.4 g
- カリウム …… 226 mg
- 水分 ………… 92.1 g

いか・たこ・えび・貝他

かき（むき身） 1個 15g

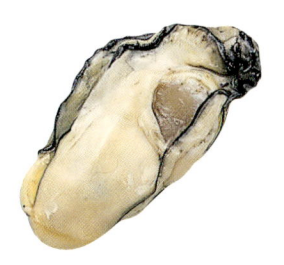

エネルギー……… 9 kcal	タンパク質…… 1.0 g
塩分 …………… 0.2 g	カリウム ………… 29 mg
リン …………… 15 mg	水分 …………… 12.8 g

さざえ 1個 140g（正味21g）

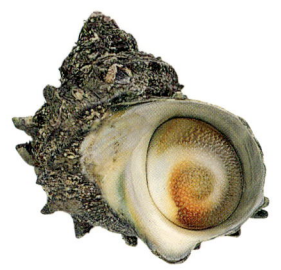

エネルギー……… 19 kcal	タンパク質…… 4.1 g
塩分 …………… 0.1 g	カリウム ………… 53 mg
リン …………… 29 mg	水分 …………… 16.4 g

しじみ 1個 5g（正味1g）

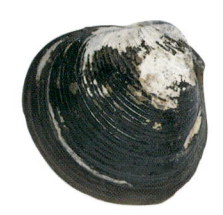

エネルギー……… 1 kcal	タンパク質…… 0.1 g
塩分 …………… 0 g	カリウム ………… 1 mg
リン …………… 1 mg	水分 …………… 0.9 g

はまぐり 1個 30g（正味12g）

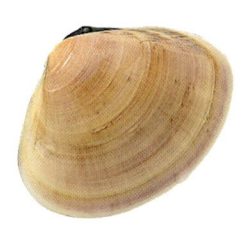

エネルギー……… 5 kcal	タンパク質…… 0.7 g
塩分 …………… 0.2 g	カリウム ………… 19 mg
リン …………… 12 mg	水分 …………… 10.7 g

ほたて貝（ゆで・むき身） 1個 30g

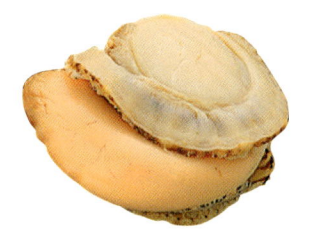

エネルギー……… 30 kcal	タンパク質…… 5.3 g
塩分 …………… 0.2 g	カリウム ………… 99 mg
リン …………… 75 mg	水分 …………… 23.0 g

ムール貝 1個 70g（正味28g）

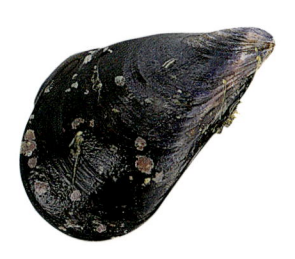

エネルギー……… 20 kcal	タンパク質…… 2.9 g
塩分 …………… 0.4 g	カリウム ………… 64 mg
リン …………… 45 mg	水分 …………… 23.2 g

魚介とその加工品

魚の干物

いわし丸干し 1尾 13g（正味11g）

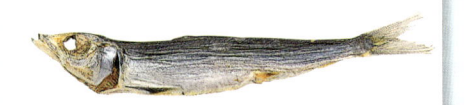

- エネルギー …… 26 kcal
- 塩分 ………… 0.6 g
- リン ………… 100 mg
- タンパク質 …… 5.0 g
- カリウム ……… 90 mg
- 水分 ………… 4.4 g

あじの開き干し 1枚 80g（正味52g）

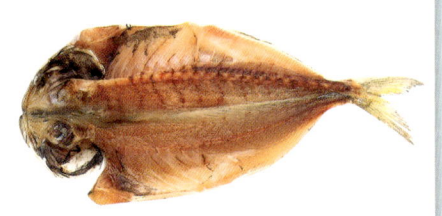

- エネルギー …… 87 kcal
- 塩分 ………… 0.9 g
- リン ………… 114 mg
- タンパク質 …… 10.5 g
- カリウム ……… 161 mg
- 水分 ………… 35.6 g

いわしみりん干し（かたくちいわし） 1枚 25g

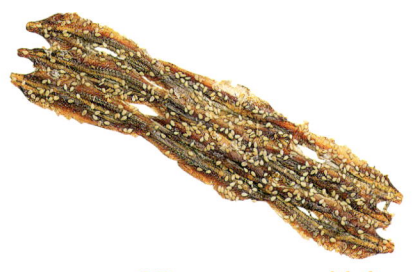

- エネルギー …… 85 kcal
- 塩分 ………… 0.7 g
- リン ………… 165 mg
- タンパク質 …… 11.1 g
- カリウム ……… 105 mg
- 水分 ………… 4.6 g

さんま開き干し 1枚 125g（正味88g）

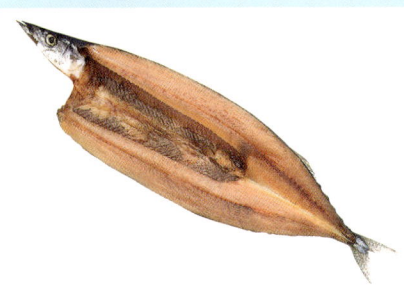

- エネルギー …… 230 kcal
- 塩分 ………… 1.1 g
- リン ………… 123 mg
- タンパク質 …… 17.0 g
- カリウム ……… 229 mg
- 水分 ………… 52.5 g

さんまみりん干し 1枚 100g（正味85g）

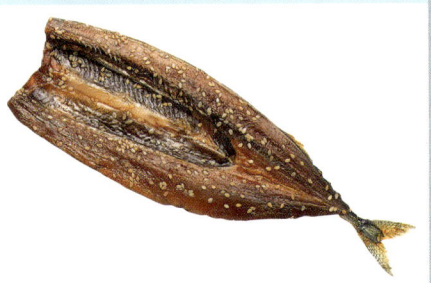

- エネルギー …… 348 kcal
- 塩分 ………… 3.1 g
- リン ………… 213 mg
- タンパク質 …… 20.3 g
- カリウム ……… 315 mg
- 水分 ………… 21.3 g

ししゃも（子持ち・カラフトししゃも） 1尾 20g

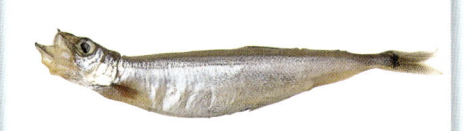

- エネルギー …… 35 kcal
- 塩分 ………… 0.3 g
- リン ………… 72 mg
- タンパク質 …… 3.1 g
- カリウム ……… 40 mg
- 水分 ………… 13.9 g

乾物・ねり製品・塩蔵品・缶詰

干し貝柱（ほたて） 1個 8g

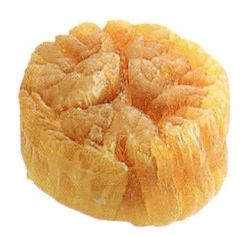

- エネルギー　26 kcal
- 塩分　0.5 g
- リン　49 mg
- タンパク質　5.3 g
- カリウム　65 mg
- 水分　1.4 g

さくらえび（素干し） 大さじ1杯 3g

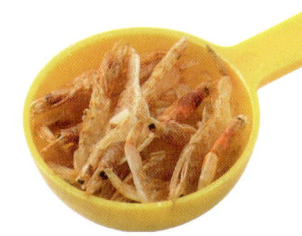

- エネルギー　9 kcal
- 塩分　0.1 g
- リン　36 mg
- タンパク質　1.9 g
- カリウム　36 mg
- 水分　0.6 g

しらす干し 大さじ1杯 6g

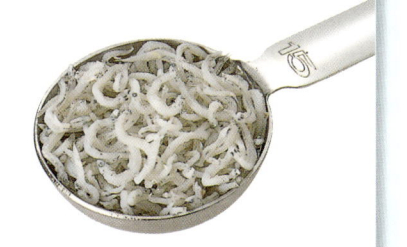

- エネルギー　7 kcal
- 塩分　0.2 g
- リン　28 mg
- タンパク質　1.4 g
- カリウム　13 mg
- 水分　4.2 g

※ちりめんじゃこ 大さじ1杯 6g

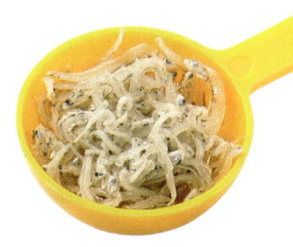

- エネルギー　12 kcal
- 塩分　0.4 g
- リン　52 mg
- タンパク質　2.4 g
- カリウム　29 mg
- 水分　2.8 g

板かまぼこ 1切れ 20g

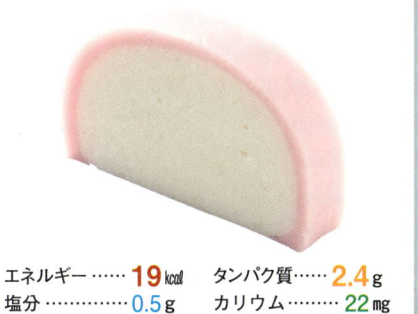

- エネルギー　19 kcal
- 塩分　0.5 g
- リン　12 mg
- タンパク質　2.4 g
- カリウム　22 mg
- 水分　14.9 g

かに風味かまぼこ 1本 11g

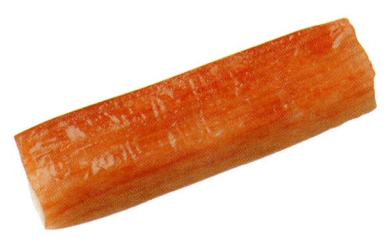

- エネルギー　10 kcal
- 塩分　0.2 g
- リン　8 mg
- タンパク質　1.3 g
- カリウム　8 mg
- 水分　8.3 g

※表示の数値はしらす干し（半乾燥品）のデータを使用。

魚介とその加工品

乾物・ねり製品・塩蔵品・缶詰

さつま揚げ 1枚 65g

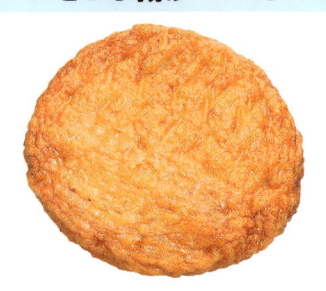

- エネルギー …… 90 kcal
- 塩分 …… 1.2 g
- リン …… 46 mg
- タンパク質 …… 8.1 g
- カリウム …… 39 mg
- 水分 …… 43.9 g

つみれ 小1個 18g

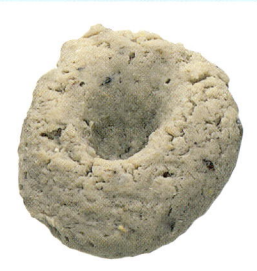

- エネルギー …… 20 kcal
- 塩分 …… 0.3 g
- リン …… 22 mg
- タンパク質 …… 2.2 g
- カリウム …… 32 mg
- 水分 …… 13.6 g

はんぺん 1枚 100g

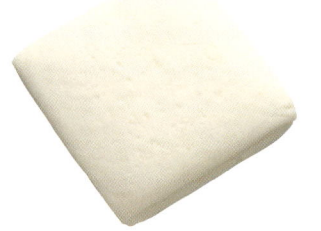

- エネルギー …… 94 kcal
- 塩分 …… 1.5 g
- リン …… 110 mg
- タンパク質 …… 9.9 g
- カリウム …… 160 mg
- 水分 …… 75.7 g

焼きちくわ 小1本 30g

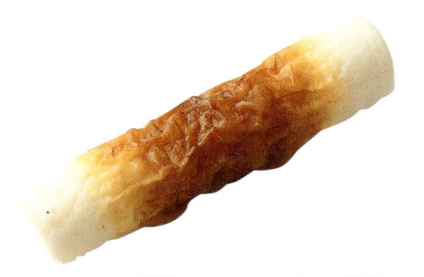

- エネルギー …… 36 kcal
- 塩分 …… 0.6 g
- リン …… 33 mg
- タンパク質 …… 3.7 g
- カリウム …… 29 mg
- 水分 …… 21.0 g

たらこ 1/2腹 40g

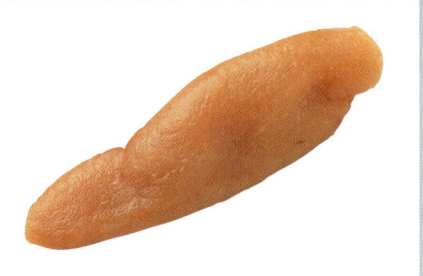

- エネルギー …… 56 kcal
- 塩分 …… 1.8 g
- リン …… 156 mg
- タンパク質 …… 9.6 g
- カリウム …… 120 mg
- 水分 …… 26.1 g

辛子明太子 1/2腹 40g

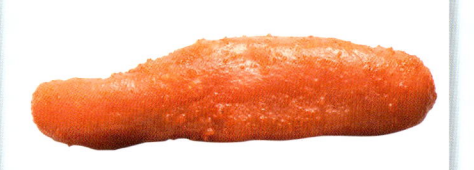

- エネルギー …… 50 kcal
- 塩分 …… 2.2 g
- リン …… 116 mg
- タンパク質 …… 8.4 g
- カリウム …… 72 mg
- 水分 …… 26.6 g

乾物・ねり製品・塩蔵品・缶詰

イクラ 大さじ1杯 16g

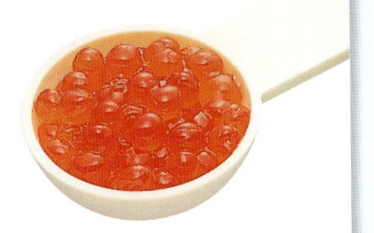

- エネルギー …… 44 kcal
- タンパク質 …… 5.2 g
- 塩分 …… 0.4 g
- カリウム …… 34 mg
- リン …… 85 mg
- 水分 …… 7.7 g

いか塩辛 大さじ1杯 18g

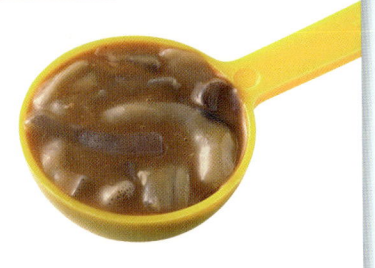

- エネルギー …… 21 kcal
- タンパク質 …… 2.7 g
- 塩分 …… 1.2 g
- カリウム …… 31 mg
- リン …… 38 mg
- 水分 …… 12.1 g

あさり水煮缶（缶汁を含めない） 1人分 40g

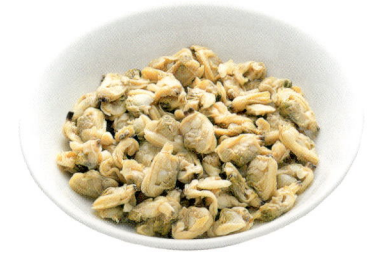

- エネルギー …… 46 kcal
- タンパク質 …… 8.1 g
- 塩分 …… 0.4 g
- カリウム …… 4 mg
- リン …… 104 mg
- 水分 …… 29.3 g

さけ水煮缶（缶汁を含めない） 1人分 40g

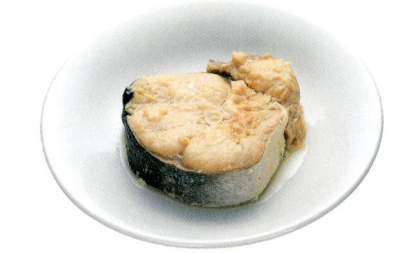

- エネルギー …… 68 kcal
- タンパク質 …… 8.5 g
- 塩分 …… 0.2 g
- カリウム …… 116 mg
- リン …… 124 mg
- 水分 …… 27.3 g

まぐろ水煮缶（缶汁を含めない） 1人分 40g

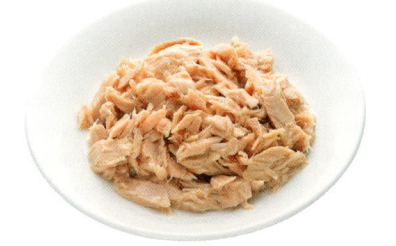

- エネルギー …… 28 kcal
- タンパク質 …… 6.4 g
- 塩分 …… 0.2 g
- カリウム …… 92 mg
- リン …… 64 mg
- 水分 …… 32.8 g

まぐろ油漬け缶（缶汁を含めない） 1人分 40g

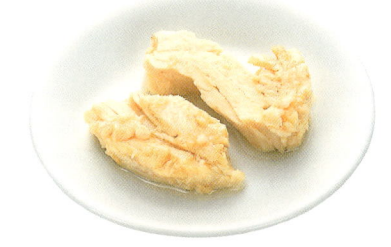

- エネルギー …… 107 kcal
- タンパク質 …… 7.1 g
- 塩分 …… 0.4 g
- カリウム …… 92 mg
- リン …… 64 mg
- 水分 …… 23.6 g

卵・牛乳・乳製品

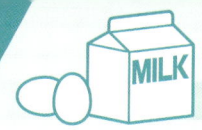

卵／牛乳・乳製品

鶏卵（M） 1個 59g（正味50g）

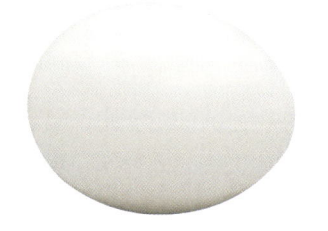

- エネルギー …… 76 kcal
- 塩分 …………… 0.2 g
- リン …………… 90 mg
- タンパク質 …… 6.2 g
- カリウム ……… 65 mg
- 水分 …………… 38.1 g

鶏卵（L） 1個 70g（正味60g）

- エネルギー …… 91 kcal
- 塩分 …………… 0.2 g
- リン …………… 108 mg
- タンパク質 …… 7.4 g
- カリウム ……… 78 mg
- 水分 …………… 45.7 g

うずらの卵 1個 10g（正味9g）

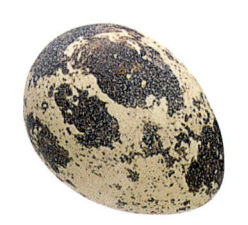

- エネルギー …… 16 kcal
- 塩分 …………… 0.0 g
- リン …………… 20 mg
- タンパク質 …… 1.1 g
- カリウム ……… 14 mg
- 水分 …………… 6.6 g

うずらの卵水煮缶 1個 8g

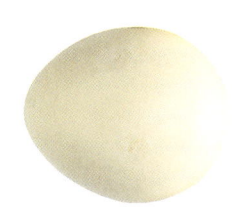

- エネルギー …… 15 kcal
- 塩分 …………… 0 g
- リン …………… 13 mg
- タンパク質 …… 0.9 g
- カリウム ……… 2 mg
- 水分 …………… 5.9 g

普通牛乳 コップ1杯 210g

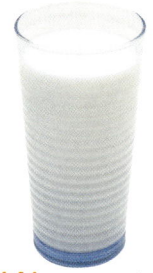

- エネルギー …… 141 kcal
- 塩分 …………… 0.2 g
- リン …………… 195 mg
- タンパク質 …… 6.9 g
- カリウム ……… 315 mg
- 水分 …………… 183.5 g

加工乳（濃厚） コップ1杯 210g

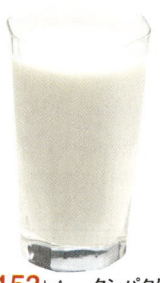

- エネルギー …… 153 kcal
- 塩分 …………… 0.2 g
- リン …………… 210 mg
- タンパク質 …… 7.4 g
- カリウム ……… 357 mg
- 水分 …………… 181.2 g

牛乳・乳製品

ヨーグルト（全脂無糖） 1人分 100g

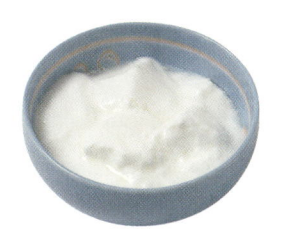

- エネルギー …… **62** kcal
- 塩分 …………… **0.1** g
- リン …………… **100** mg
- タンパク質 …… **3.6** g
- カリウム ……… **170** mg
- 水分 …………… **87.7** g

ヨーグルト（脱脂加糖） 1人分 100g

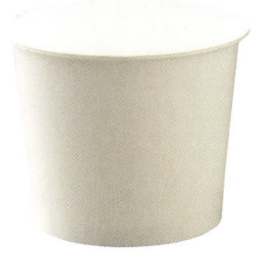

- エネルギー …… **67** kcal
- 塩分 …………… **0.2** g
- リン …………… **100** mg
- タンパク質 …… **4.3** g
- カリウム ……… **150** mg
- 水分 …………… **82.6** g

生クリーム（乳脂肪） 大さじ1杯 15g

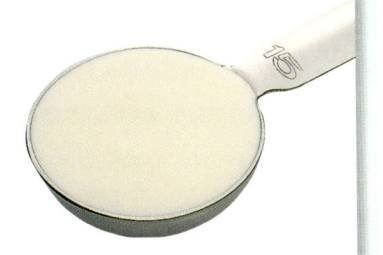

- エネルギー …… **65** kcal
- 塩分 …………… **0** g
- リン …………… **8** mg
- タンパク質 …… **0.3** g
- カリウム ……… **12** mg
- 水分 …………… **7.4** g

コーヒーホワイトナー（乳脂肪） 1個 5g

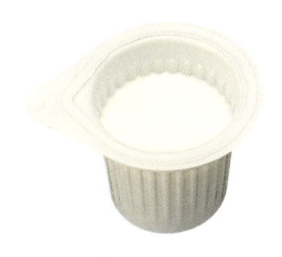

- エネルギー …… **11** kcal
- 塩分 …………… **0** g
- リン …………… **8** mg
- タンパク質 …… **0.3** g
- カリウム ……… **3** mg
- 水分 …………… **3.5** g

コンデンスミルク 大さじ1杯 19g

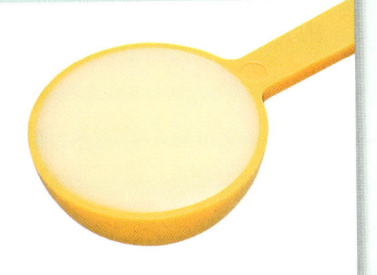

- エネルギー …… **63** kcal
- 塩分 …………… **0.1** g
- リン …………… **46** mg
- タンパク質 …… **1.5** g
- カリウム ……… **76** mg
- 水分 …………… **4.9** g

クリームチーズ 1食分 20g

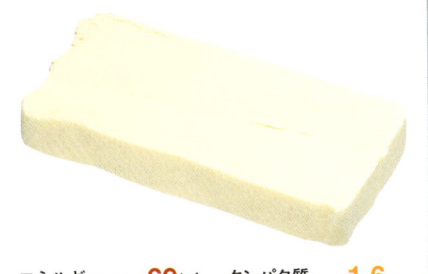

- エネルギー …… **69** kcal
- 塩分 …………… **0.1** g
- リン …………… **17** mg
- タンパク質 …… **1.6** g
- カリウム ……… **14** mg
- 水分 …………… **11.1** g

卵・牛乳・乳製品

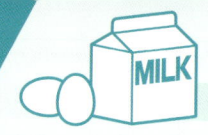

牛乳・乳製品

プロセスチーズ 1個 20g

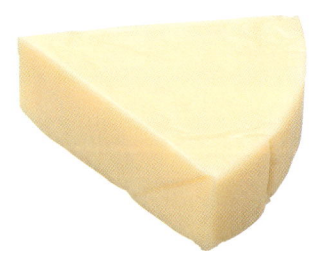

- エネルギー 68 kcal
- 塩分 0.6 g
- リン 146 mg
- タンパク質 4.5 g
- カリウム 12 mg
- 水分 9.0 g

スライスチーズ 1枚 18g

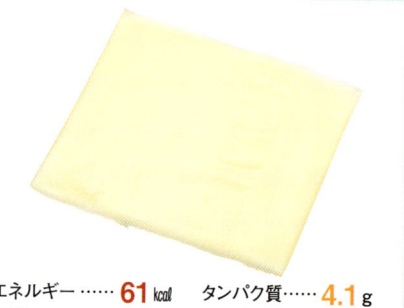

- エネルギー 61 kcal
- 塩分 0.5 g
- リン 131 mg
- タンパク質 4.1 g
- カリウム 11 mg
- 水分 8.1 g

カマンベールチーズ 1/6切れ 17g

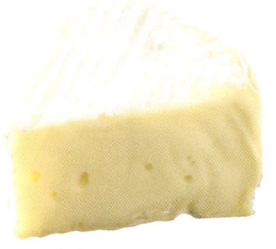

- エネルギー 53 kcal
- 塩分 0.3 g
- リン 56 mg
- タンパク質 3.2 g
- カリウム 20 mg
- 水分 8.8 g

チェダーチーズ 1切れ 20g

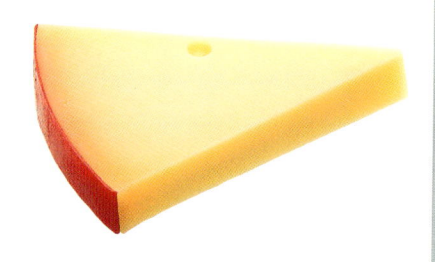

- エネルギー 85 kcal
- 塩分 0.4 g
- リン 100 mg
- タンパク質 5.1 g
- カリウム 17 mg
- 水分 7.1 g

エメンタールチーズ 1切れ 20g

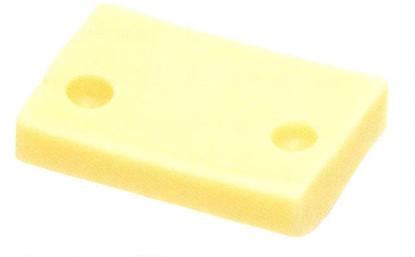

- エネルギー 86 kcal
- 塩分 0.3 g
- リン 144 mg
- タンパク質 5.5 g
- カリウム 22 mg
- 水分 6.7 g

粉チーズ（パルメザン） 大さじ1杯 6g

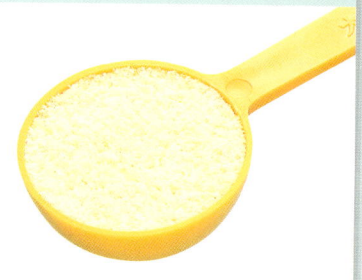

- エネルギー 29 kcal
- 塩分 0.2 g
- リン 51 mg
- タンパク質 2.6 g
- カリウム 7 mg
- 水分 1.3 g

豆・豆製品

大豆・大豆製品

大豆(ゆで) 大さじ1杯 14g

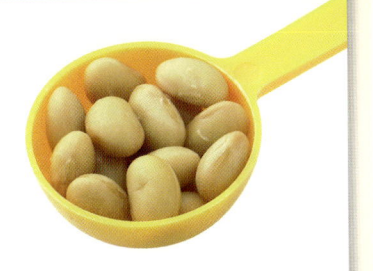

- エネルギー……25 kcal
- 塩分……0 g
- リン……27 mg
- タンパク質……2.2 g
- カリウム……80 mg
- 水分……8.9 g

枝豆(生) 15さや 正味25g

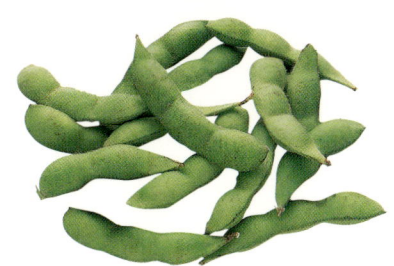

- エネルギー……34 kcal
- 塩分……0 g
- リン……43 mg
- タンパク質……2.9 g
- カリウム……148 mg
- 水分……17.9 g

絹ごし豆腐 1/2丁 150g

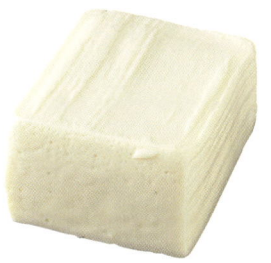

- エネルギー……84 kcal
- 塩分……0 g
- リン……122 mg
- タンパク質……7.4 g
- カリウム……225 mg
- 水分……134.1 g

木綿豆腐 1/2丁 150g

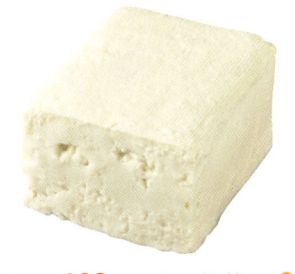

- エネルギー……108 kcal
- 塩分……0 g
- リン……165 mg
- タンパク質……9.9 g
- カリウム……210 mg
- 水分……130.2 g

厚揚げ 1枚 120g

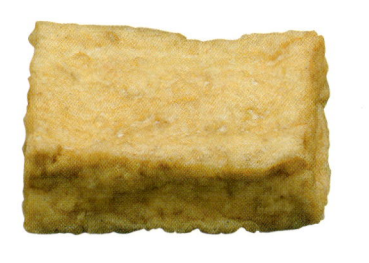

- エネルギー……180 kcal
- 塩分……0 g
- リン……180 mg
- タンパク質……12.8 g
- カリウム……144 mg
- 水分……91.1 g

油揚げ 1枚 20g

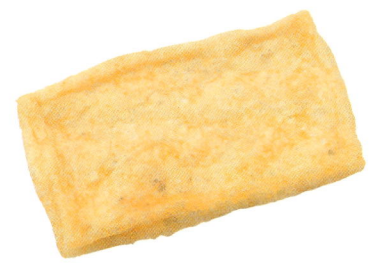

- エネルギー……77 kcal
- 塩分……0 g
- リン……46 mg
- タンパク質……3.7 g
- カリウム……11 mg
- 水分……8.8 g

豆・豆製品

大豆・大豆製品

がんもどき 中1個 80g

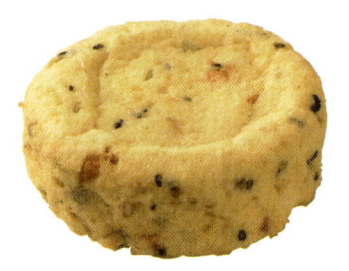

エネルギー	182 kcal	タンパク質	12.2 g
塩分	0.4 g	カリウム	64 mg
リン	160 mg	水分	50.8 g

高野豆腐 1個 16g

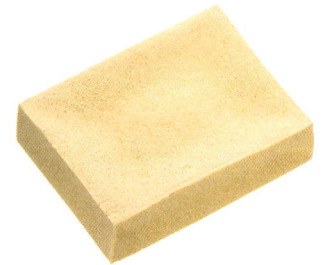

エネルギー	85 kcal	タンパク質	7.9 g
塩分	0.2 g	カリウム	5 mg
リン	141 mg	水分	1.3 g

納豆 1パック 50g

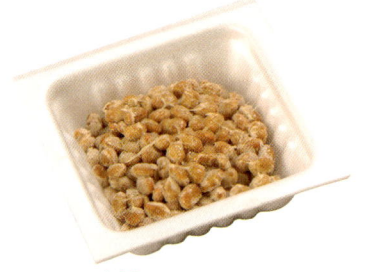

エネルギー	100 kcal	タンパク質	8.3 g
塩分	0 g	カリウム	330 mg
リン	95 mg	水分	29.8 g

きな粉 大さじ1杯 6g

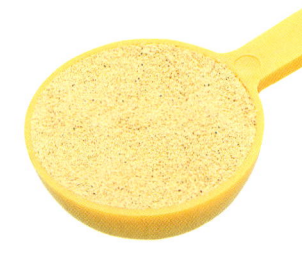

エネルギー	26 kcal	タンパク質	2.1 g
塩分	0 g	カリウム	114 mg
リン	31 mg	水分	0.3 g

おから 約1カップ 80g

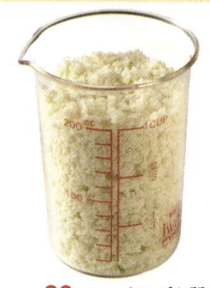

エネルギー	89 kcal	タンパク質	4.9 g
塩分	0 g	カリウム	280 mg
リン	79 mg	水分	60.4 g

豆乳 コップ1杯 200g

エネルギー	92 kcal	タンパク質	7.2 g
塩分	0 g	カリウム	380 mg
リン	98 mg	水分	181.6 g

大豆以外の豆

あずき（乾燥） 約大さじ1杯 12g

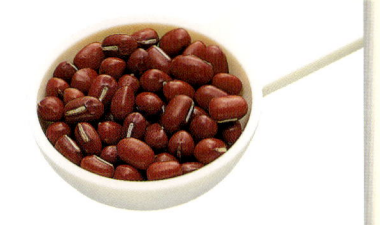

- エネルギー …… 41 kcal
- 塩分 …………… 0 g
- リン …………… 42 mg
- タンパク質 …… 2.4 g
- カリウム ……… 180 mg
- 水分 …………… 1.9 g

いんげん豆（乾燥） 10粒 20g

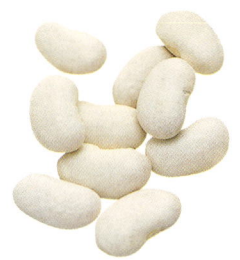

- エネルギー …… 67 kcal
- 塩分 …………… 0 g
- リン …………… 80 mg
- タンパク質 …… 4.0 g
- カリウム ……… 300 mg
- 水分 …………… 3.3 g

グリンピース（生） 約大さじ1杯 10g

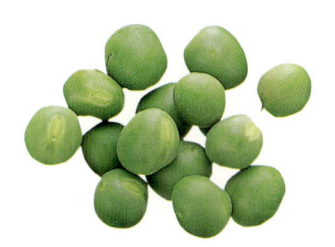

- エネルギー …… 9 kcal
- 塩分 …………… 0 g
- リン …………… 12 mg
- タンパク質 …… 0.7 g
- カリウム ……… 34 mg
- 水分 …………… 7.7 g

ささげ（乾燥） 約大さじ1杯 12g

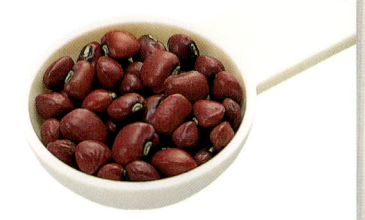

- エネルギー …… 40 kcal
- 塩分 …………… 0 g
- リン …………… 48 mg
- タンパク質 …… 2.9 g
- カリウム ……… 168 mg
- 水分 …………… 1.9 g

そら豆（生） 10粒 50g（正味38g）

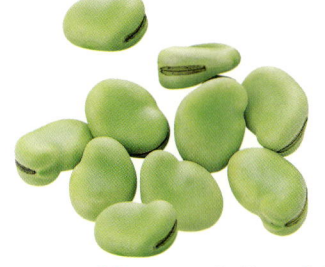

- エネルギー …… 41 kcal
- 塩分 …………… 0 g
- リン …………… 84 mg
- タンパク質 …… 4.1 g
- カリウム ……… 167 mg
- 水分 …………… 27.5 g

ひよこ豆（乾燥） 約大さじ1杯 15g

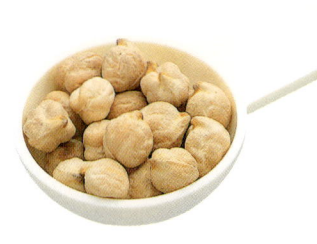

- エネルギー …… 56 kcal
- 塩分 …………… 0 g
- リン …………… 41 mg
- タンパク質 …… 3.0 g
- カリウム ……… 180 mg
- 水分 …………… 1.6 g

豆・豆製品

煮豆・あん

うぐいす豆 1人分 30g

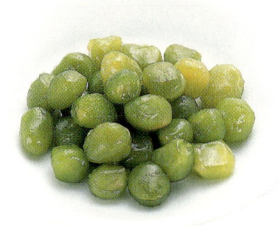

エネルギー	72 kcal	タンパク質	1.7 g
塩分	0.1 g	カリウム	30 mg
リン	39 mg	水分	11.9 g

うずら豆 1人分 30g

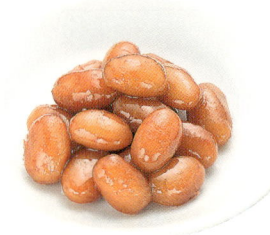

エネルギー	71 kcal	タンパク質	2.0 g
塩分	0.1 g	カリウム	69 mg
リン	30 mg	水分	12.4 g

おたふく豆 1人分 30g

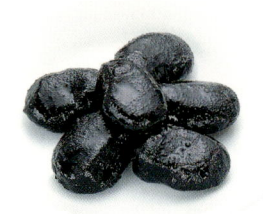

エネルギー	75 kcal	タンパク質	2.4 g
塩分	0.1 g	カリウム	33 mg
リン	42 mg	水分	11.2 g

こしあん(あずき) 約大さじ2杯 40g

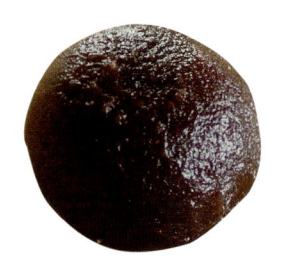

エネルギー	62 kcal	タンパク質	3.9 g
塩分	0 g	カリウム	24 mg
リン	34 mg	水分	24.8 g

つぶあん(あずき) 約大さじ2杯 40g

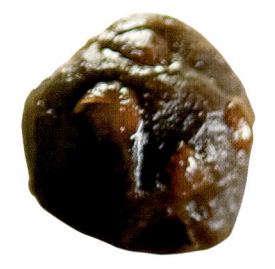

エネルギー	98 kcal	タンパク質	2.2 g
塩分	0 g	カリウム	64 mg
リン	29 mg	水分	15.7 g

ゆであずき(砂糖入り・缶詰) 約大さじ1杯 20g

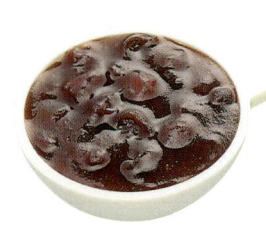

エネルギー	44 kcal	タンパク質	0.9 g
塩分	0 g	カリウム	32 mg
リン	16 mg	水分	9.1 g

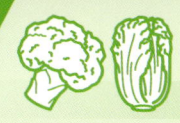

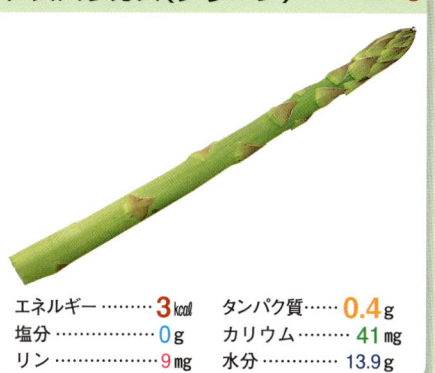

野菜

野菜

アスパラガス（グリーン） 1本 正味15g

- エネルギー 3 kcal
- 塩分 0 g
- リン 9 mg
- タンパク質 0.4 g
- カリウム 41 mg
- 水分 13.9 g

アスパラガス（ホワイト・缶詰） 1本 15g

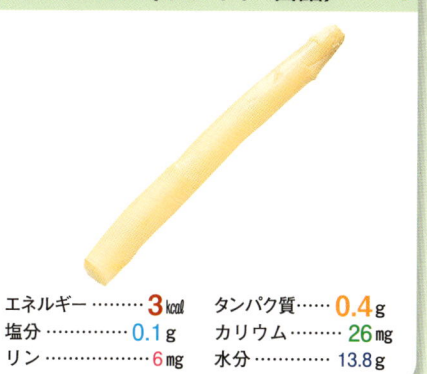

- エネルギー 3 kcal
- 塩分 0.1 g
- リン 6 mg
- タンパク質 0.4 g
- カリウム 26 mg
- 水分 13.8 g

オクラ 1本 正味10g

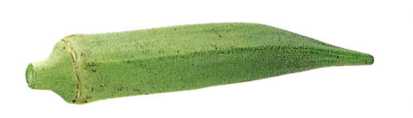

- エネルギー 3 kcal
- 塩分 0 g
- リン 6 mg
- タンパク質 0.2 g
- カリウム 26 mg
- 水分 9.0 g

貝割れ大根 1パック 正味75g

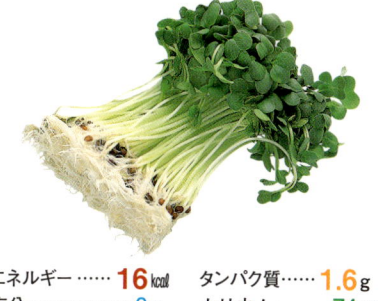

- エネルギー 16 kcal
- 塩分 0 g
- リン 46 mg
- タンパク質 1.6 g
- カリウム 74 mg
- 水分 70.1 g

かぶ（根） 大1個 90g（正味77g）

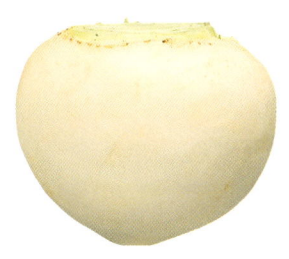

- エネルギー 16 kcal
- 塩分 0 g
- リン 19 mg
- タンパク質 0.5 g
- カリウム 193 mg
- 水分 72.3 g

かぼちゃ 4cm角1切れ 正味30g

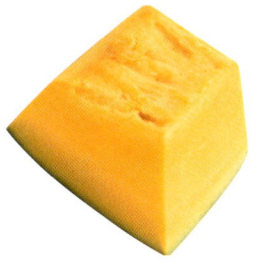

- エネルギー 27 kcal
- 塩分 0 g
- リン 13 mg
- タンパク質 0.6 g
- カリウム 135 mg
- 水分 22.9 g

野菜

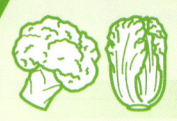

カリフラワー 1株 600g（正味300g）

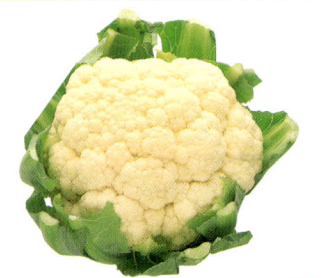

- エネルギー 81kcal
- 塩分 0g
- リン 204mg
- タンパク質 9.0g
- カリウム 1230mg
- 水分 272.4g

キャベツ 1枚 正味60g

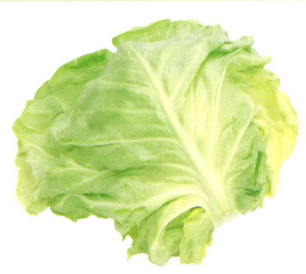

- エネルギー 14kcal
- 塩分 0g
- リン 16mg
- タンパク質 0.8g
- カリウム 120mg
- 水分 55.6g

きゅうり 1本 正味100g

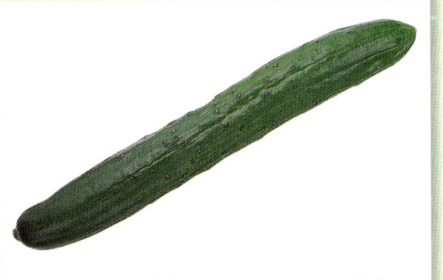

- エネルギー 14kcal
- 塩分 0g
- リン 36mg
- タンパク質 1.0g
- カリウム 200mg
- 水分 95.4g

京菜（水菜） 1食分 50g

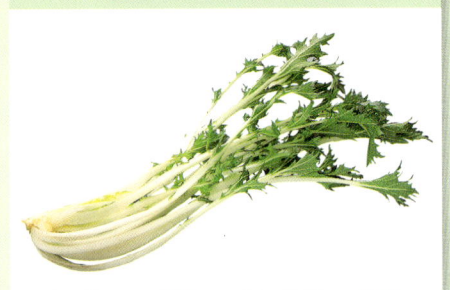

- エネルギー 12kcal
- 塩分 0.1g
- リン 32mg
- タンパク質 1.1g
- カリウム 240mg
- 水分 45.7g

クレソン 1束 正味30g

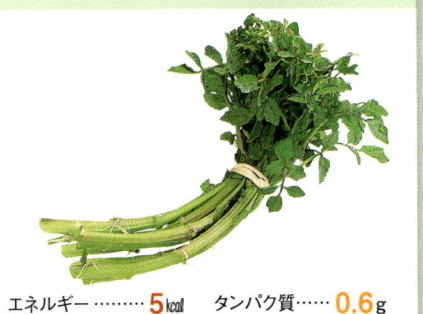

- エネルギー 5kcal
- 塩分 0g
- リン 17mg
- タンパク質 0.6g
- カリウム 99mg
- 水分 28.2g

ゴーヤ 1本 235g（正味200g）

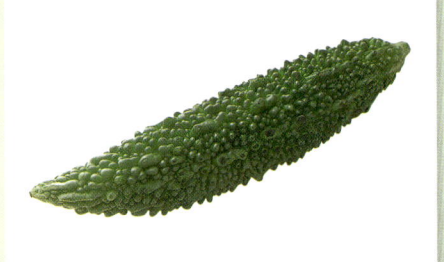

- エネルギー 34kcal
- 塩分 0g
- リン 62mg
- タンパク質 2.0g
- カリウム 520mg
- 水分 188.8g

野菜

ごぼう 1本 正味160g

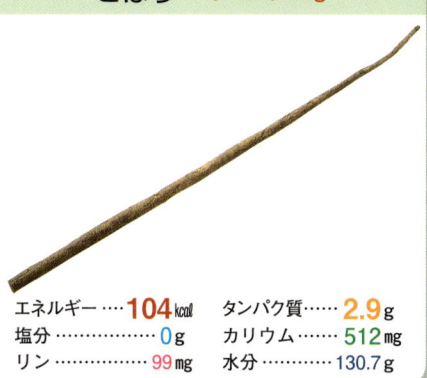

エネルギー …… **104** kcal　タンパク質 …… **2.9** g
塩分 …………… **0** g　　カリウム …… **512** mg
リン …………… **99** mg　水分 ………… **130.7** g

小松菜 1株 正味35g

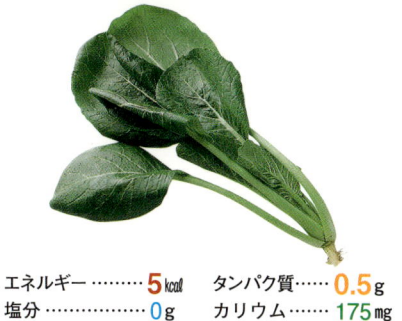

エネルギー …… **5** kcal　タンパク質 …… **0.5** g
塩分 …………… **0** g　　カリウム …… **175** mg
リン …………… **16** mg　水分 ………… **32.9** g

さやいんげん 10本 正味73g

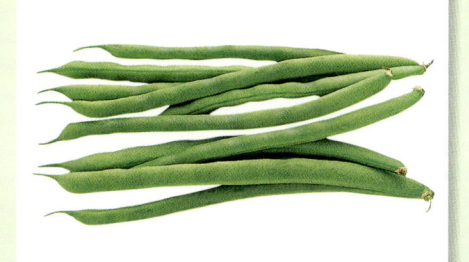

エネルギー …… **17** kcal　タンパク質 …… **1.3** g
塩分 …………… **0** g　　カリウム …… **190** mg
リン …………… **30** mg　水分 ………… **67.3** g

さやえんどう 10枚 正味23g

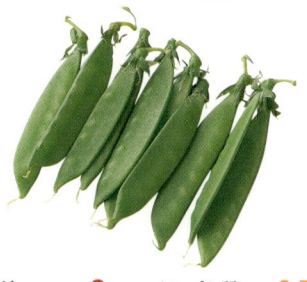

エネルギー …… **8** kcal　タンパク質 …… **0.7** g
塩分 …………… **0** g　　カリウム …… **46** mg
リン …………… **14** mg　水分 ………… **20.4** g

サラダ菜 1株 正味90g

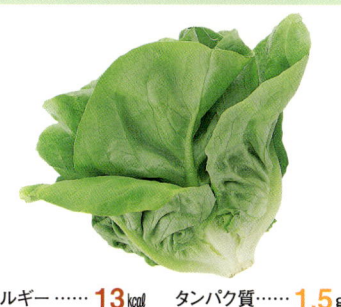

エネルギー …… **13** kcal　タンパク質 …… **1.5** g
塩分 …………… **0** g　　カリウム …… **369** mg
リン …………… **44** mg　水分 ………… **85.4** g

ししとうがらし 1本 正味4g

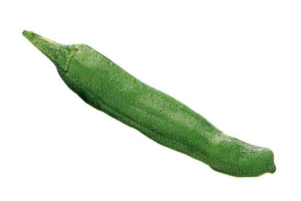

エネルギー …… **1** kcal　タンパク質 …… **0.1** g
塩分 …………… **0** g　　カリウム …… **14** mg
リン …………… **1** mg　水分 ………… **3.7** g

野　菜

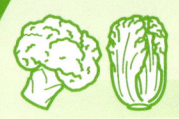

野　菜

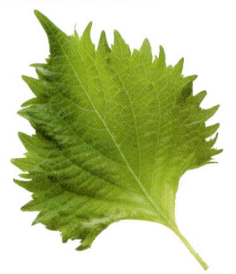

しそ 1枚 正味1g
- エネルギー 0 kcal
- タンパク質 0 g
- 塩分 0 g
- カリウム 5 mg
- リン 1 mg
- 水分 0.9 g

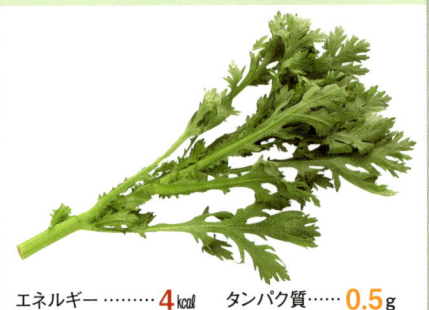

春菊 1本 正味20g
- エネルギー 4 kcal
- タンパク質 0.5 g
- 塩分 0 g
- カリウム 92 mg
- リン 9 mg
- 水分 18.4 g

しょうが 親指大1片 正味15g
- エネルギー 5 kcal
- タンパク質 0.1 g
- 塩分 0 g
- カリウム 41 mg
- リン 4 mg
- 水分 13.7 g

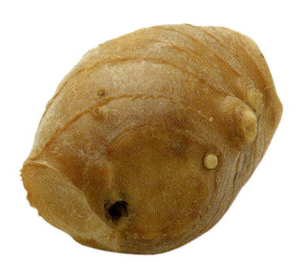

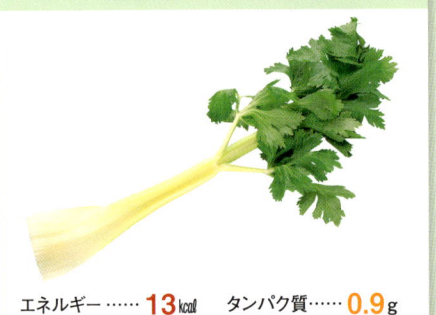

スナップえんどう 1本 正味5g
- エネルギー 2 kcal
- タンパク質 0.1 g
- 塩分 0 g
- カリウム 8 mg
- リン 3 mg
- 水分 4.3 g

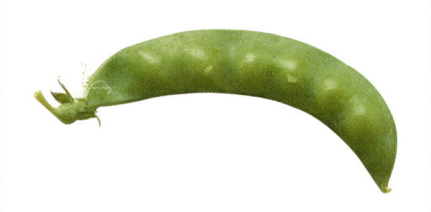

セロリ 1本 正味85g
- エネルギー 13 kcal
- タンパク質 0.9 g
- 塩分 0.1 g
- カリウム 349 mg
- リン 33 mg
- 水分 80.5 g

大根 輪切り3cm 正味100g
- エネルギー 18 kcal
- タンパク質 0.4 g
- 塩分 0 g
- カリウム 230 mg
- リン 17 mg
- 水分 94.6 g

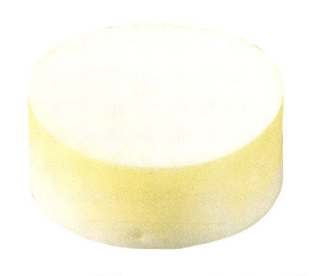

野菜

切り干し大根 煮物1人分 10g
- エネルギー 28 kcal
- 塩分 0.1 g
- リン 21 mg
- タンパク質 0.6 g
- カリウム 320 mg
- 水分 1.6 g

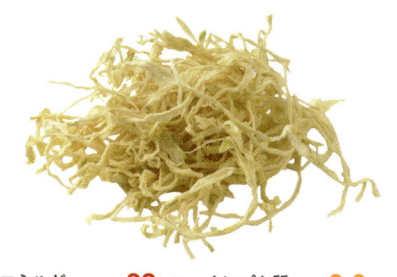

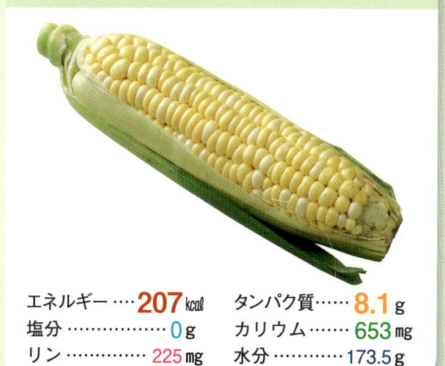

たけのこ（ゆで） 1/2カット1個 160g
- エネルギー 48 kcal
- 塩分 0 g
- リン 96 mg
- タンパク質 5.6 g
- カリウム 752 mg
- 水分 143.8 g

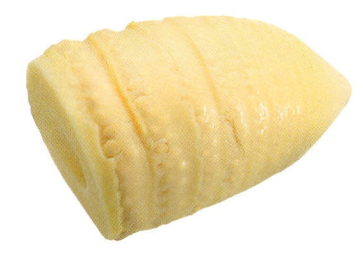

玉ねぎ 1個 正味180g
- エネルギー 67 kcal
- 塩分 0 g
- リン 59 mg
- タンパク質 1.8 g
- カリウム 270 mg
- 水分 161.5 g

青梗菜（チンゲンサイ） 1株 正味85g
- エネルギー 8 kcal
- 塩分 0.1 g
- リン 23 mg
- タンパク質 0.5 g
- カリウム 221 mg
- 水分 81.6 g

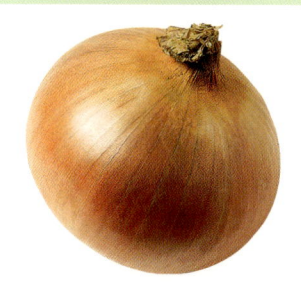

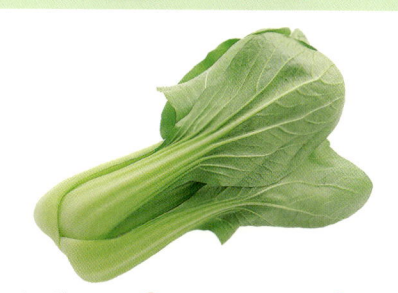

※とうもろこし 1本 450g（正味225g）
- エネルギー 207 kcal
- 塩分 0 g
- リン 225 mg
- タンパク質 8.1 g
- カリウム 653 mg
- 水分 173.5 g

とうもろこし（缶詰） 約大さじ1杯 14g
- エネルギー 11 kcal
- 塩分 0.1 g
- リン 6 mg
- タンパク質 0.3 g
- カリウム 18 mg
- 水分 11.0 g

※とうもろこし1本450gは皮・芯などを含む重量です。

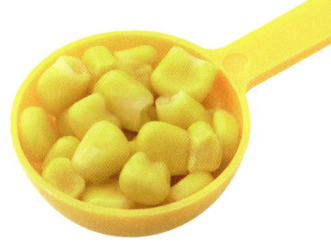

野菜

野菜

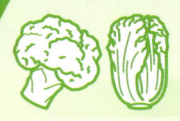

トマト 1個 正味160g

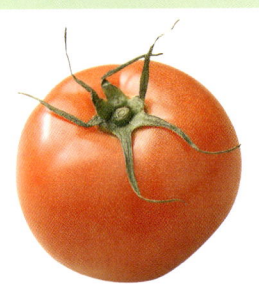

- エネルギー……30 kcal
- 塩分……0 g
- リン……42 mg
- タンパク質……1.1 g
- カリウム……336 mg
- 水分……150.4 g

ミニトマト 1個 正味10g

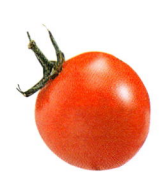

- エネルギー……3 kcal
- 塩分……0 g
- リン……3 mg
- タンパク質……0.1 g
- カリウム……29 mg
- 水分……9.1 g

トマト缶（ホール） 2個 100g

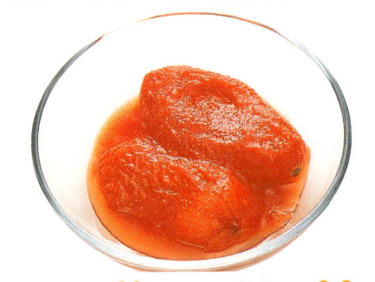

- エネルギー……20 kcal
- 塩分……0.7 g
- リン……26 mg
- タンパク質……0.9 g
- カリウム……240 mg
- 水分……93.3 g

長ねぎ 1本 正味60g

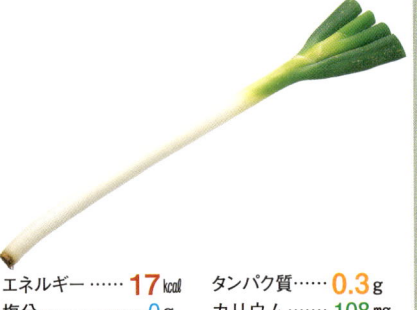

- エネルギー……17 kcal
- 塩分……0 g
- リン……16 mg
- タンパク質……0.3 g
- カリウム……108 mg
- 水分……55.0 g

なす 1個 正味70g

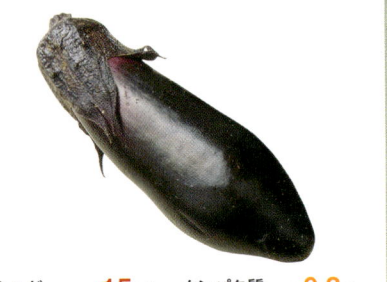

- エネルギー……15 kcal
- 塩分……0 g
- リン……21 mg
- タンパク質……0.8 g
- カリウム……154 mg
- 水分……65.2 g

にら 1束 正味95g

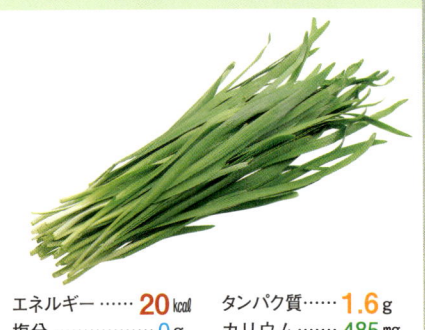

- エネルギー……20 kcal
- 塩分……0 g
- リン……29 mg
- タンパク質……1.6 g
- カリウム……485 mg
- 水分……88.0 g

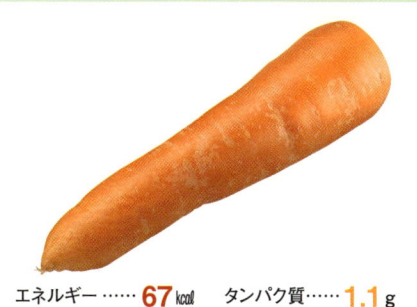

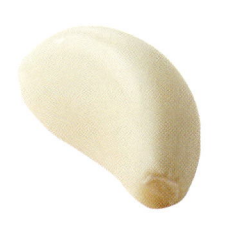

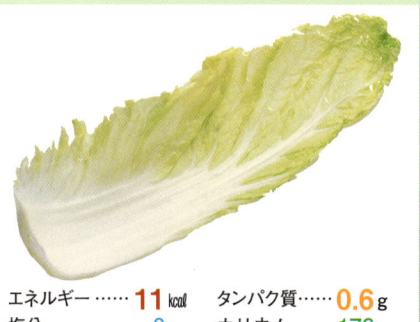

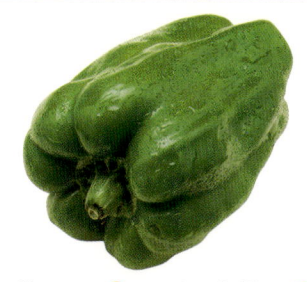

野菜

にんじん 1本 正味180g
- エネルギー 67 kcal
- 塩分 0.2 g
- リン 43 mg
- タンパク質 1.1 g
- カリウム 486 mg
- 水分 161.3 g

にんにく 1片 正味6g
- エネルギー 8 kcal
- 塩分 0 g
- リン 9 mg
- タンパク質 0.4 g
- カリウム 32 mg
- 水分 3.9 g

白菜 1枚 正味80g
- エネルギー 11 kcal
- 塩分 0 g
- リン 26 mg
- タンパク質 0.6 g
- カリウム 176 mg
- 水分 76.2 g

ピーマン 1個 正味35g
- エネルギー 8 kcal
- 塩分 0 g
- リン 8 mg
- タンパク質 0.3 g
- カリウム 67 mg
- 水分 32.7 g

ブロッコリー 1株 250g(正味125g)
- エネルギー 41 kcal
- 塩分 0.1 g
- リン 111 mg
- タンパク質 5.4 g
- カリウム 450 mg
- 水分 111.3 g

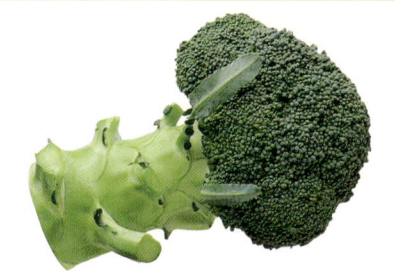

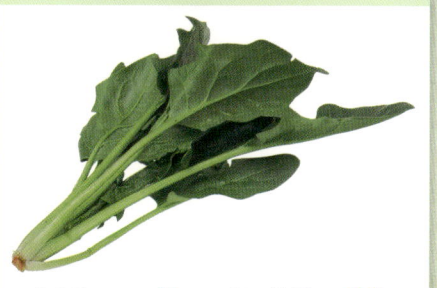

ほうれん草 1株 正味35g
- エネルギー 7 kcal
- 塩分 0 g
- リン 16 mg
- タンパク質 0.8 g
- カリウム 242 mg
- 水分 32.3 g

野菜

野菜

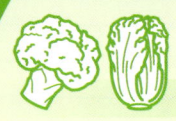

根三つ葉 1株 正味13g

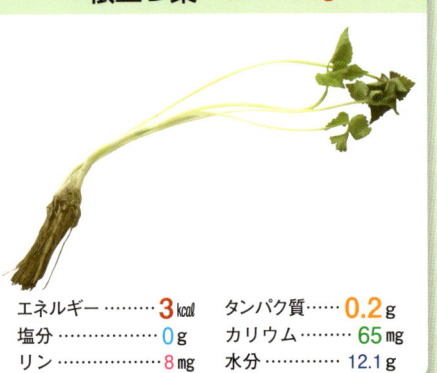

- エネルギー 3 kcal
- 塩分 0 g
- リン 8 mg
- タンパク質 0.2 g
- カリウム 65 mg
- 水分 12.1 g

みょうが 1個 正味10g

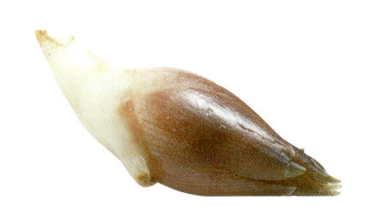

- エネルギー 1 kcal
- 塩分 0 g
- リン 1 mg
- タンパク質 0.1 g
- カリウム 21 mg
- 水分 9.6 g

もやし(緑豆) 約1カップ 50g

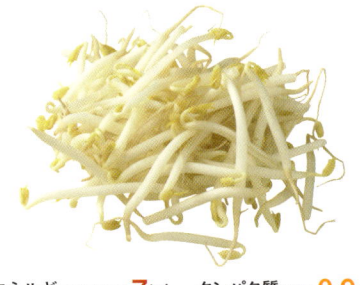

- エネルギー 7 kcal
- 塩分 0 g
- リン 13 mg
- タンパク質 0.9 g
- カリウム 35 mg
- 水分 47.7 g

レタス 1個 450g(正味441g)

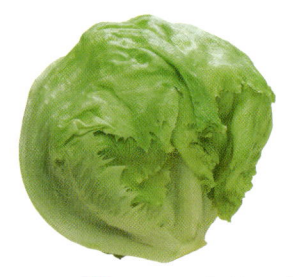

- エネルギー 53 kcal
- 塩分 0 g
- リン 97 mg
- タンパク質 2.6 g
- カリウム 882 mg
- 水分 422.9 g

れんこん 1節 正味150g

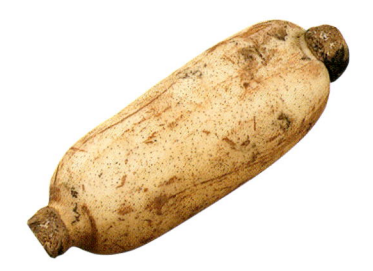

- エネルギー 99 kcal
- 塩分 0.2 g
- リン 111 mg
- タンパク質 2.9 g
- カリウム 660 mg
- 水分 122.3 g

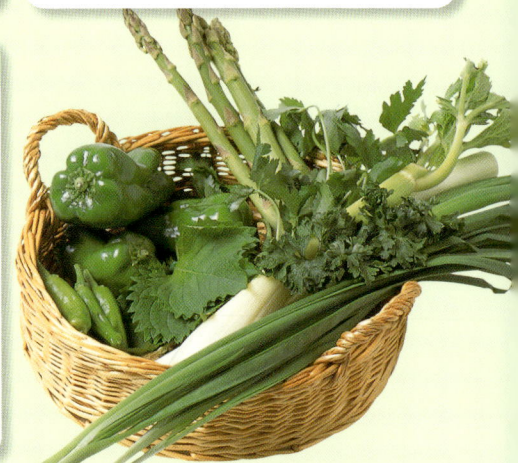

いも・こんにゃく・でんぷん製品

こんにゃく／いも

こんにゃく 1枚 250g

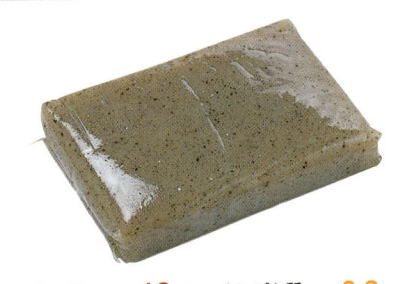

エネルギー 13 kcal	タンパク質 0.3 g
塩分 0 g	カリウム 83 mg
リン 13 mg	水分 243.3 g

しらたき 1個 70g

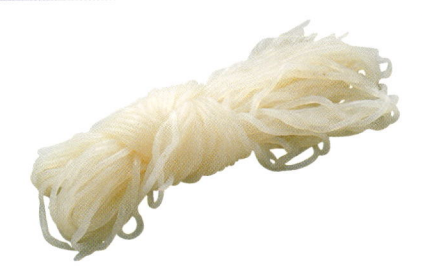

エネルギー 4 kcal	タンパク質 0.1 g
塩分 0 g	カリウム 8 mg
リン 7 mg	水分 67.6 g

さつまいも 1本 300g（正味270g）

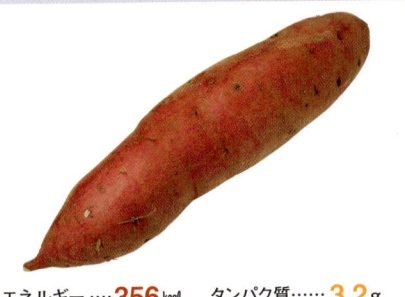

エネルギー 356 kcal	タンパク質 3.2 g
塩分 0 g	カリウム 1269 mg
リン 124 mg	水分 178.5 g

干しいも 大1枚 35g

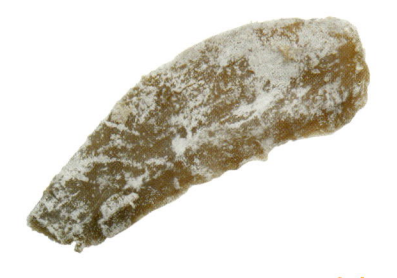

エネルギー 106 kcal	タンパク質 1.1 g
塩分 0 g	カリウム 343 mg
リン 33 mg	水分 7.8 g

里いも 1個 59g（正味50g）

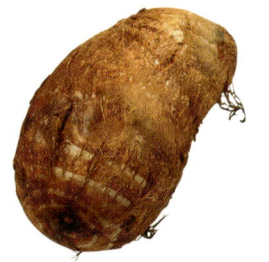

エネルギー 29 kcal	タンパク質 0.8 g
塩分 0 g	カリウム 320 mg
リン 28 mg	水分 42.1 g

じゃがいも 1個 120g（正味108g）

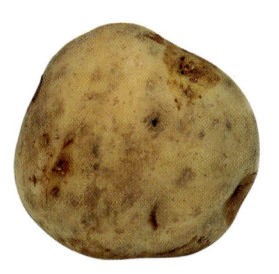

エネルギー 82 kcal	タンパク質 1.7 g
塩分 0 g	カリウム 443 mg
リン 43 mg	水分 86.2 g

いも・こんにゃく・でんぷん製品

いも／でんぷん製品

山いも（長いも） 酢の物1人分 67g（正味60g）

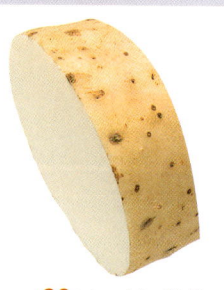

エネルギー	39 kcal
塩分	0 g
リン	16 mg
タンパク質	1.3 g
カリウム	258 mg
水分	49.6 g

山いも（いちょういも） とろろ汁1人分 70g（正味60g）

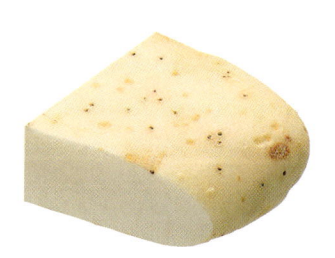

エネルギー	74 kcal
塩分	0 g
リン	43 mg
タンパク質	2.7 g
カリウム	354 mg
水分	40.0 g

くずきり（乾燥） 20g

エネルギー	71 kcal
塩分	0 g
リン	4 mg
タンパク質	0 g
カリウム	1 mg
水分	2.4 g

はるさめ（緑豆・乾燥） サラダ1人分 15g

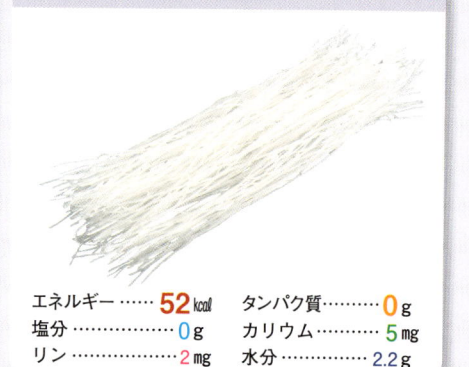

エネルギー	52 kcal
塩分	0 g
リン	2 mg
タンパク質	0 g
カリウム	5 mg
水分	2.2 g

片栗粉 大さじ1杯 9g

エネルギー	30 kcal
塩分	0 g
リン	4 mg
タンパク質	0 g
カリウム	3 mg
水分	1.6 g

コーンスターチ 大さじ1杯 6g

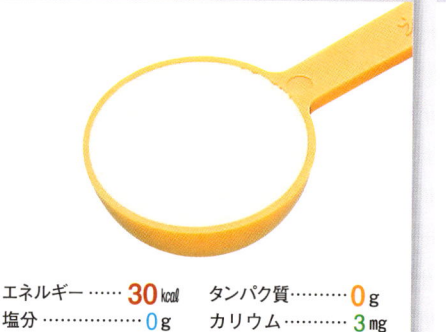

エネルギー	21 kcal
塩分	0 g
リン	1 mg
タンパク質	0 g
カリウム	0 mg
水分	0.8 g

きのこ・海藻

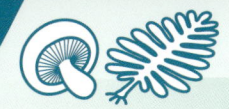

きのこ

えのきだけ　1袋 正味85g

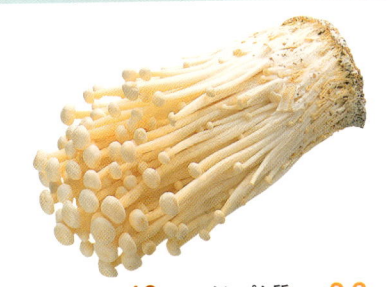

エネルギー	19 kcal	タンパク質	2.3 g
塩分	0 g	カリウム	289 mg
リン	94 mg	水分	75.3 g

エリンギ　1本 正味35g

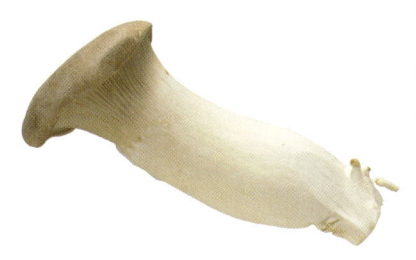

エネルギー	8 kcal	タンパク質	1.3 g
塩分	0 g	カリウム	161 mg
リン	42 mg	水分	30.6 g

きくらげ（黒・乾燥）　1個 1g

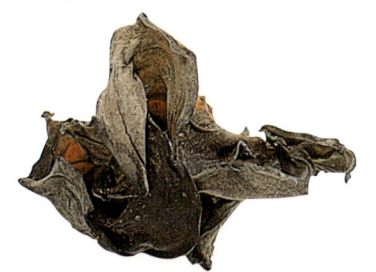

エネルギー	2 kcal	タンパク質	0.1 g
塩分	0 g	カリウム	10 mg
リン	2 mg	水分	0.1 g

しいたけ　1個 正味10g

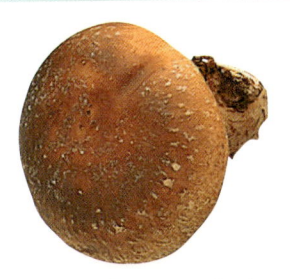

エネルギー	2 kcal	タンパク質	0.3 g
塩分	0 g	カリウム	28 mg
リン	7 mg	水分	9.1 g

しいたけ（干し）　1個 正味4g

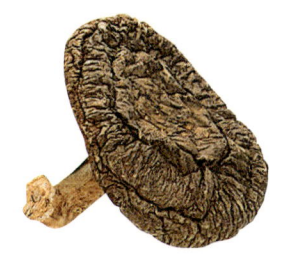

エネルギー	7 kcal	タンパク質	0.8 g
塩分	0 g	カリウム	84 mg
リン	12 mg	水分	0.4 g

なめこ（ゆで）　1袋 100g

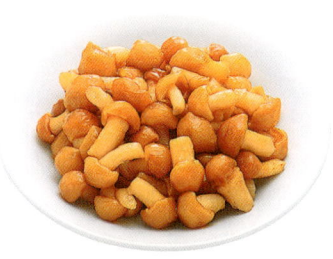

エネルギー	14 kcal	タンパク質	1.6 g
塩分	0 g	カリウム	210 mg
リン	56 mg	水分	92.7 g

きのこ・海藻

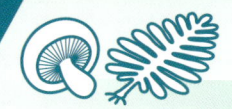

きのこ

ほんしめじ　1パック　正味100g

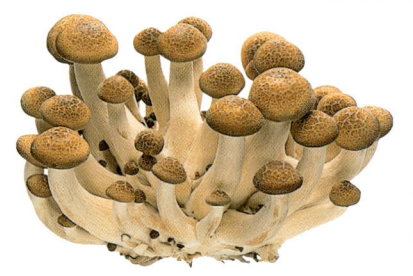

エネルギー	14 kcal
塩分	0 g
リン	75 mg
タンパク質	2.1 g
カリウム	300 mg
水分	92.5 g

まいたけ　1パック　正味100g

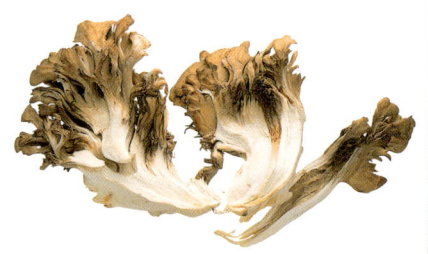

エネルギー	16 kcal
塩分	0 g
リン	130 mg
タンパク質	3.7 g
カリウム	330 mg
水分	92.3 g

マッシュルーム　1個　正味9g

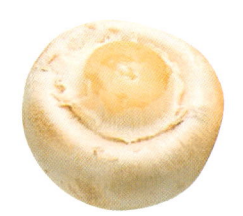

エネルギー	1 kcal
塩分	0 g
リン	9 mg
タンパク質	0.3 g
カリウム	32 mg
水分	8.5 g

まつたけ　1本　正味40g

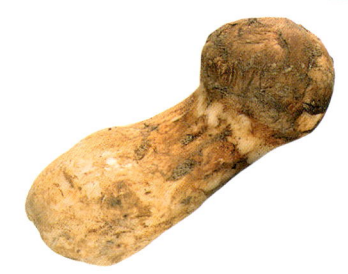

エネルギー	9 kcal
塩分	0 g
リン	16 mg
タンパク質	0.8 g
カリウム	164 mg
水分	35.3 g

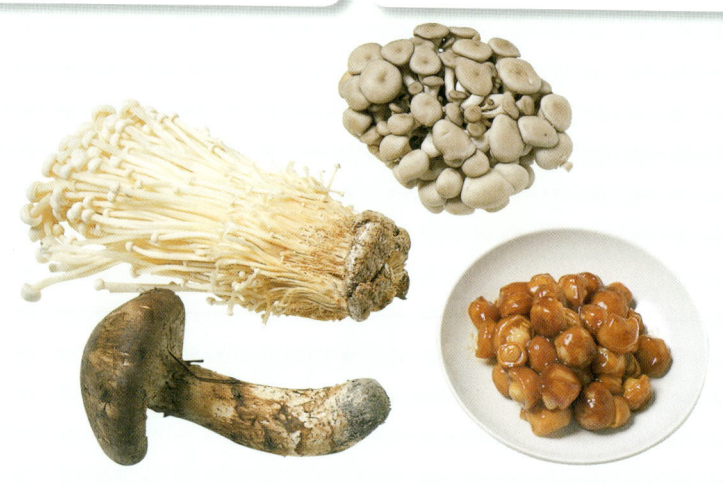

海藻

焼き海苔 1枚 3g

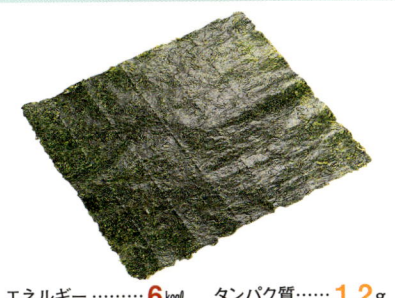

エネルギー	6 kcal	タンパク質	1.2 g
塩分	0 g	カリウム	72 mg
リン	21 mg	水分	0.1 g

とろろ昆布 約大さじ1杯 1g

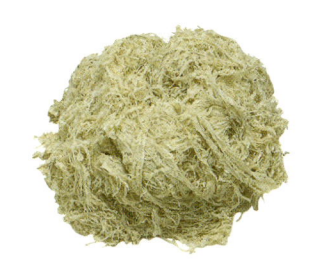

エネルギー	1 kcal	タンパク質	0.1 g
塩分	0.1 g	カリウム	48 mg
リン	2 mg	水分	0.2 g

ひじき(干し) 煮物1人分 10g

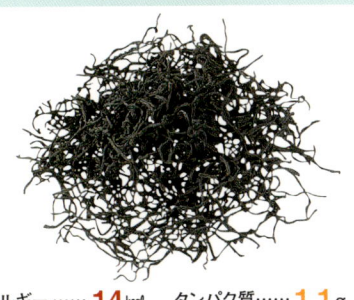

エネルギー	14 kcal	タンパク質	1.1 g
塩分	0.4 g	カリウム	440 mg
リン	10 mg	水分	1.4 g

カットわかめ 約小さじ1杯 1g

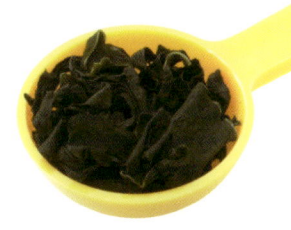

エネルギー	1 kcal	タンパク質	0.2 g
塩分	0.2 g	カリウム	4 mg
リン	3 mg	水分	0.1 g

※わかめ(塩蔵・塩抜き) 約1カップ 30g

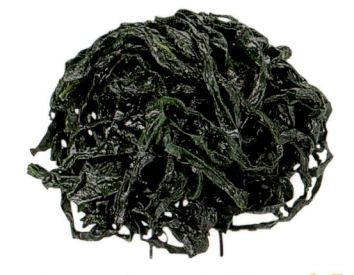

エネルギー	3 kcal	タンパク質	0.5 g
塩分	0.4 g	カリウム	4 mg
リン	9 mg	水分	28.0 g

※写真は保存のために塩をまぶした塩蔵状態ですが、この栄養成分値は塩を洗い流したあとの数値です。

果　物

生

アボカド　1個 200g（正味140g）

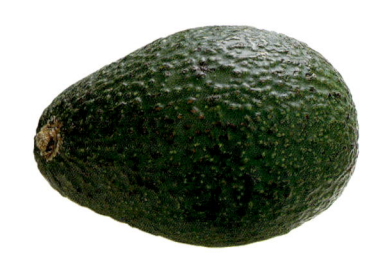

エネルギー	262 kcal	タンパク質	3.5 g
塩分	0 g	カリウム	1008 mg
リン	77 mg	水分	99.8 g

いちご　中1粒　正味15g

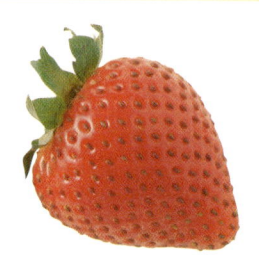

エネルギー	5 kcal	タンパク質	0.1 g
塩分	0 g	カリウム	26 mg
リン	5 mg	水分	13.5 g

いちじく　1個 90g（正味77g）

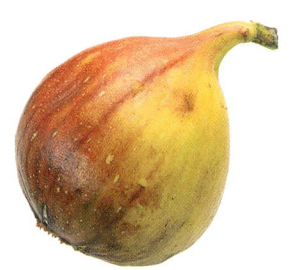

エネルギー	42 kcal	タンパク質	0.5 g
塩分	0 g	カリウム	131 mg
リン	12 mg	水分	65.1 g

いよかん　1個 250g（正味150g）

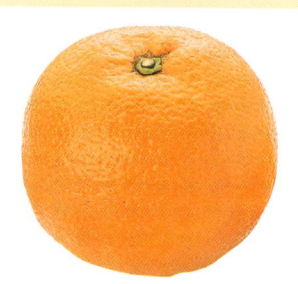

エネルギー	69 kcal	タンパク質	1.4 g
塩分	0 g	カリウム	285 mg
リン	27 mg	水分	130.1 g

オレンジ（バレンシア）　1個 200g（正味120g）

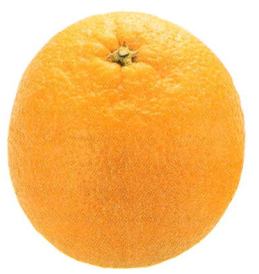

エネルギー	47 kcal	タンパク質	1.2 g
塩分	0 g	カリウム	168 mg
リン	29 mg	水分	106.4 g

柿　1個 170g（正味155g）

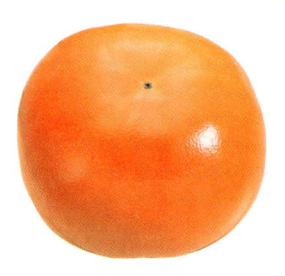

エネルギー	93 kcal	タンパク質	0.6 g
塩分	0 g	カリウム	264 mg
リン	22 mg	水分	128.8 g

生

キウイフルーツ 1個 100g（正味85g）

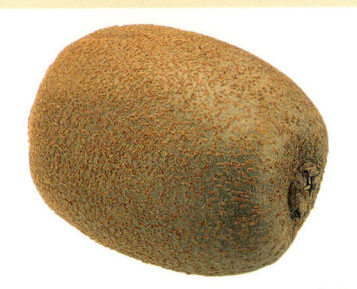

エネルギー 45 kcal	タンパク質 0.9 g
塩分 0 g	カリウム 247 mg
リン 27 mg	水分 72.0 g

グレープフルーツ 1個 400g（正味280g）

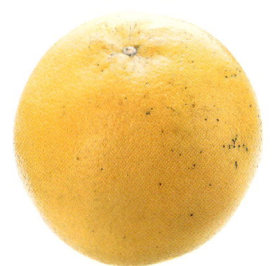

エネルギー 106 kcal	タンパク質 2.5 g
塩分 0 g	カリウム 392 mg
リン 48 mg	水分 249.2 g

さくらんぼ（国産） 1粒 6g（正味5g）

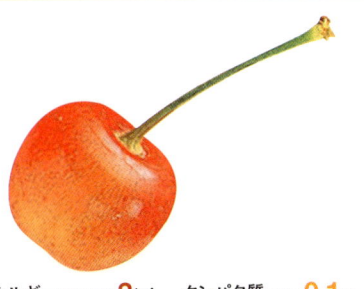

エネルギー 3 kcal	タンパク質 0.1 g
塩分 0 g	カリウム 11 mg
リン 1 mg	水分 4.2 g

アメリカンチェリー 1粒 13g（正味12g）

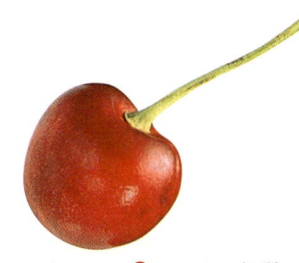

エネルギー 8 kcal	タンパク質 0.1 g
塩分 0 g	カリウム 31 mg
リン 3 mg	水分 9.7 g

すいか 1/8切れ 400g（正味240g）

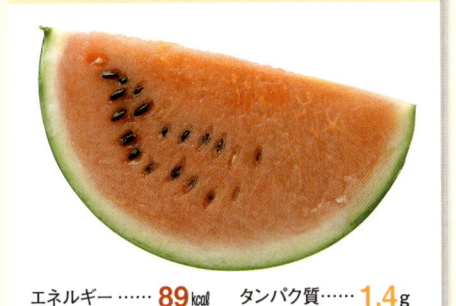

エネルギー 89 kcal	タンパク質 1.4 g
塩分 0 g	カリウム 288 mg
リン 19 mg	水分 215.0 g

すもも（プラム） 1個 100g（正味93g）

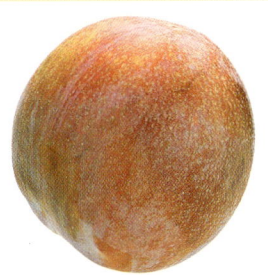

エネルギー 41 kcal	タンパク質 0.6 g
塩分 0 g	カリウム 140 mg
リン 13 mg	水分 82.4 g

果　物

生

なし（日本なし） 中1個 300g（正味255g）

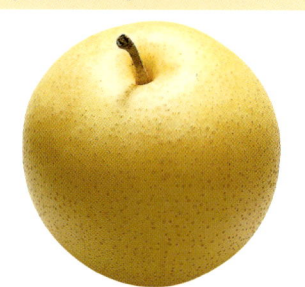

エネルギー ……… 110 kcal　タンパク質 ……… 0.8 g
塩分 …………………… 0 g　カリウム ……… 357 mg
リン …………………… 28 mg　水分 ……………… 224.4 g

なし（西洋なし） 1個 300g（正味255g）

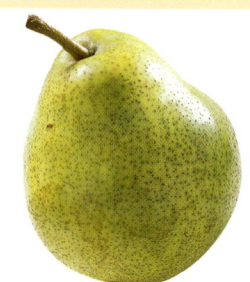

エネルギー ……… 217 kcal　タンパク質 ……… 0.5 g
塩分 …………………… 0 g　カリウム ……… 140 mg
リン …………………… 13 mg　水分 ……………… 200.9 g

夏みかん 1個 350g（正味193g）

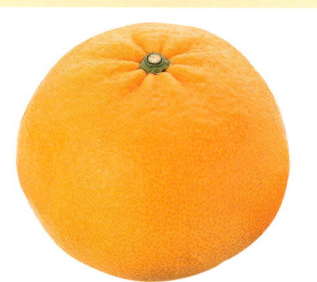

エネルギー ……… 77 kcal　タンパク質 ……… 1.7 g
塩分 …………………… 0 g　カリウム ……… 367 mg
リン …………………… 41 mg　水分 ……………… 171 g

ネクタリン 1個 150g（正味128g）

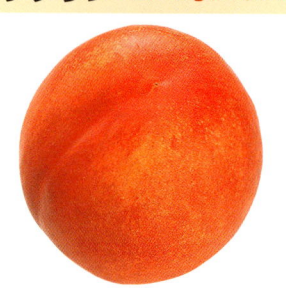

エネルギー ……… 55 kcal　タンパク質 ……… 0.9 g
塩分 …………………… 0 g　カリウム ……… 269 mg
リン …………………… 20 mg　水分 ……………… 112.4 g

パイナップル 1/8個 290g（正味160g）

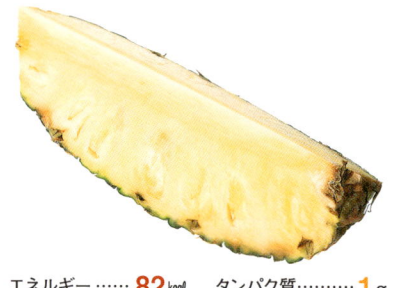

エネルギー ……… 82 kcal　タンパク質 ……… 1 g
塩分 …………………… 0 g　カリウム ……… 240 mg
リン …………………… 14 mg　水分 ……………… 136.8 g

はっさく 1個 250g（正味163g）

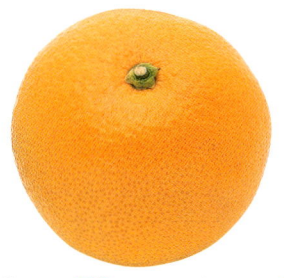

エネルギー ……… 73 kcal　タンパク質 ……… 1.3 g
塩分 …………………… 0 g　カリウム ……… 293 mg
リン …………………… 28 mg　水分 ……………… 142.1 g

生

バナナ 1本 150g（正味90g）

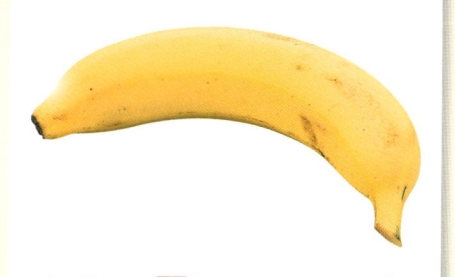

エネルギー	77 kcal	タンパク質	1 g
塩分	0 g	カリウム	324 mg
リン	24 mg	水分	67.9 g

パパイア 1/2個 200g（正味130g）

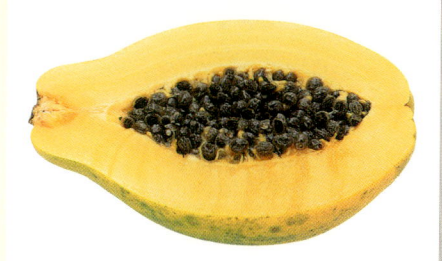

エネルギー	49 kcal	タンパク質	0.7 g
塩分	0 g	カリウム	273 mg
リン	14 mg	水分	116.0 g

びわ 1個 50g（正味35g）

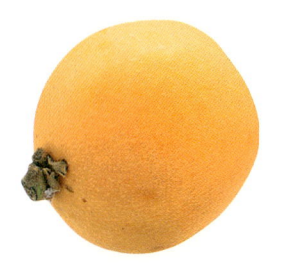

エネルギー	14 kcal	タンパク質	0.1 g
塩分	0 g	カリウム	56 mg
リン	3 mg	水分	31.0 g

ぶどう（巨峰） 1粒 15g（正味12g）

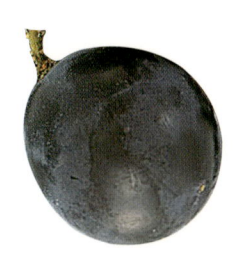

エネルギー	7 kcal	タンパク質	0 g
塩分	0 g	カリウム	16 mg
リン	2 mg	水分	10.0 g

ぶどう（デラウェア） 1房 120g（正味102g）

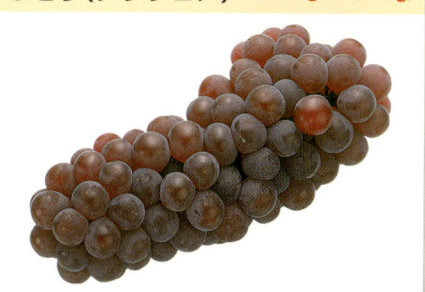

エネルギー	60 kcal	タンパク質	0.4 g
塩分	0 g	カリウム	133 mg
リン	15 mg	水分	85.2 g

ブルーベリー 10粒 20g

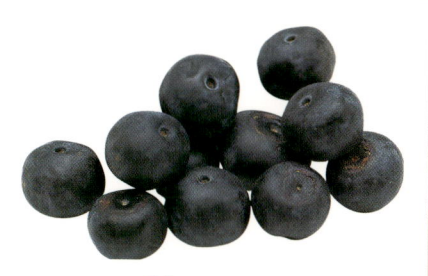

エネルギー	10 kcal	タンパク質	0.1 g
塩分	0 g	カリウム	14 mg
リン	2 mg	水分	17.3 g

果物

生

メロン（マスクメロン） 1個 1.2kg（正味600g）

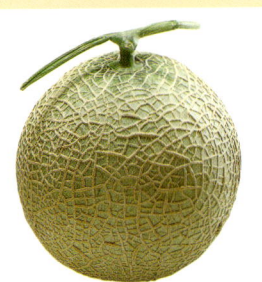

- エネルギー … 252 kcal
- 塩分 … 0 g
- リン … 126 mg
- タンパク質 … 6.6 g
- カリウム … 2040 mg
- 水分 … 526.8 g

メロン（プリンスメロン） 1個 600g（正味330g）

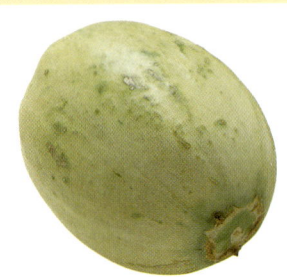

- エネルギー … 139 kcal
- 塩分 … 0 g
- リン … 43 mg
- タンパク質 … 3.3 g
- カリウム … 1155 mg
- 水分 … 290.1 g

マンゴー 1個 450g（正味293g）

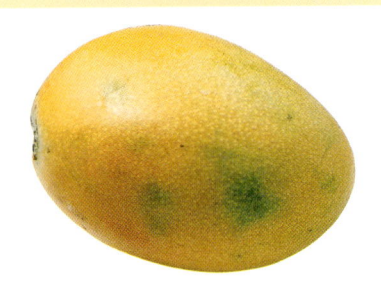

- エネルギー … 188 kcal
- 塩分 … 0 g
- リン … 35 mg
- タンパク質 … 1.8 g
- カリウム … 498 mg
- 水分 … 240.3 g

みかん 1個 100g（正味80g）

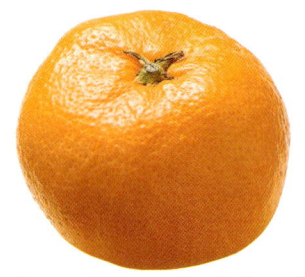

- エネルギー … 37 kcal
- 塩分 … 0 g
- リン … 12 mg
- タンパク質 … 0.6 g
- カリウム … 120 mg
- 水分 … 69.5 g

桃 1個 200g（正味170g）

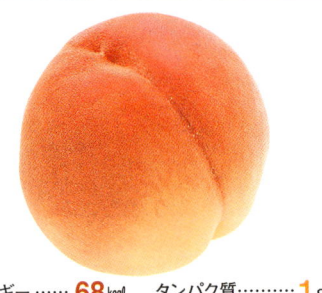

- エネルギー … 68 kcal
- 塩分 … 0 g
- リン … 31 mg
- タンパク質 … 1 g
- カリウム … 306 mg
- 水分 … 150.8 g

りんご 中1個 250g（正味213g）

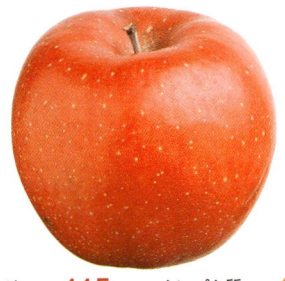

- エネルギー … 115 kcal
- 塩分 … 0 g
- リン … 21 mg
- タンパク質 … 0.4 g
- カリウム … 234 mg
- 水分 … 180.8 g

缶詰

あんず（缶詰） 1個 40g

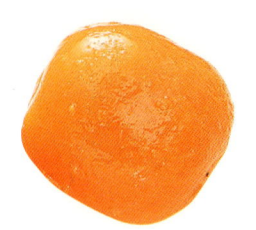

エネルギー …… **32** kcal　タンパク質 …… **0.2** g
塩分 …………… **0** g　　カリウム …… **76** mg
リン …………… **6** mg　水分 ………… **31.9** g

白桃（缶詰） 1/2 カット 1個 60g

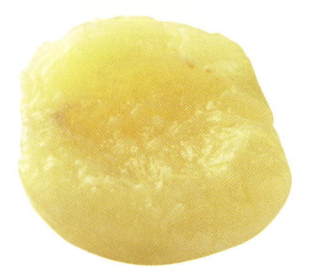

エネルギー …… **51** kcal　タンパク質 …… **0.3** g
塩分 …………… **0** g　　カリウム …… **48** mg
リン …………… **5** mg　水分 ………… **47.1** g

パイナップル（缶詰） 輪切り 1枚 40g

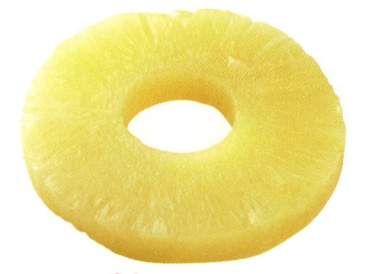

エネルギー …… **34** kcal　タンパク質 …… **0.2** g
塩分 …………… **0** g　　カリウム …… **48** mg
リン …………… **3** mg　水分 ………… **31.6** g

みかん（缶詰） 1房 5g

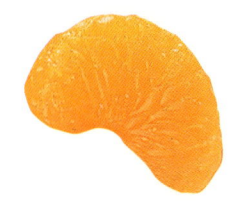

エネルギー …… **3** kcal　タンパク質 …… **0** g
塩分 …………… **0** g　　カリウム …… **4** mg
リン …………… **0** mg　水分 ………… **4.2** g

洋なし（缶詰） 1/2 カット 1個 60g

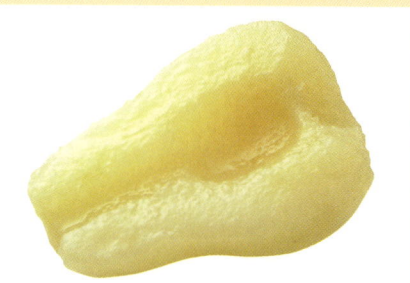

エネルギー …… **51** kcal　タンパク質 …… **0.1** g
塩分 …………… **0** g　　カリウム …… **33** mg
リン …………… **3** mg　水分 ………… **47.3** g

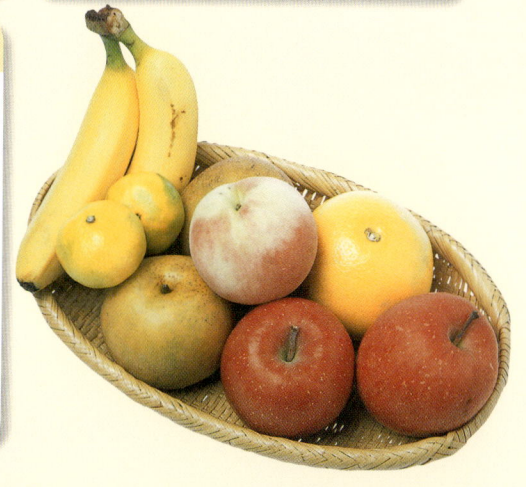

果物

ドライ

プルーン（ドライ・種あり） 1個 10g（正味8g）

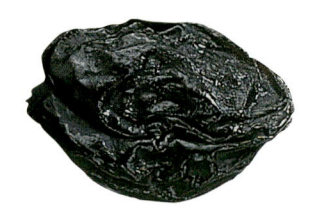

エネルギー 19 kcal	タンパク質 0.2 g
塩分 0 g	カリウム 38 mg
リン 4 mg	水分 2.7 g

干しあんず 1個 8g

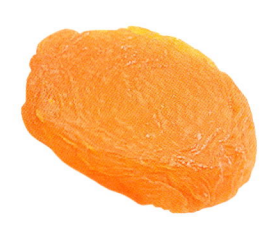

エネルギー 23 kcal	タンパク質 0.7 g
塩分 0 g	カリウム 104 mg
リン 10 mg	水分 1.3 g

干し柿 1個 38g（正味35g）

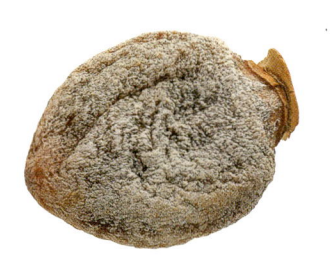

エネルギー 97 kcal	タンパク質 0.5 g
塩分 0 g	カリウム 235 mg
リン 22 mg	水分 8.4 g

干しぶどう（レーズン） 約大さじ1杯 12g

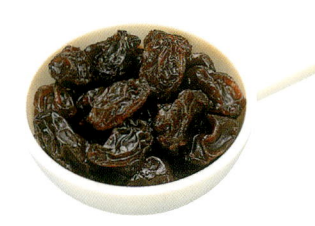

エネルギー 36 kcal	タンパク質 0.3 g
塩分 0 g	カリウム 89 mg
リン 11 mg	水分 1.7 g

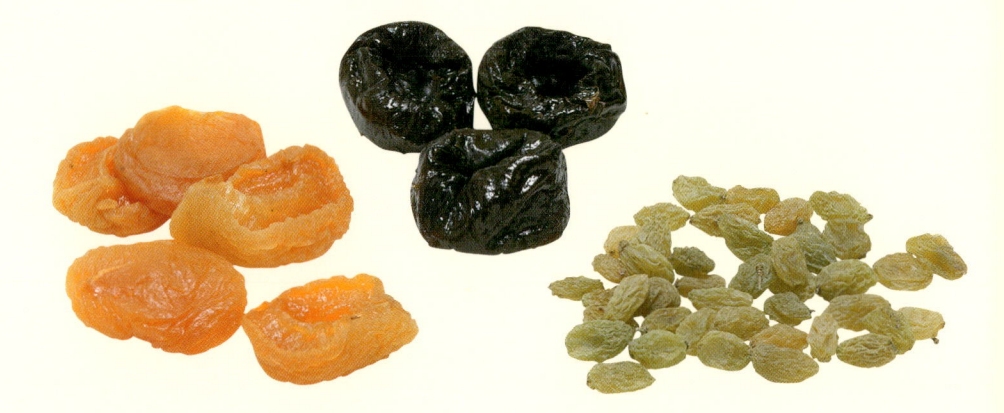

ナッツ（種実）

ナッツ

アーモンド（フライ・味つけ） 5粒 7g

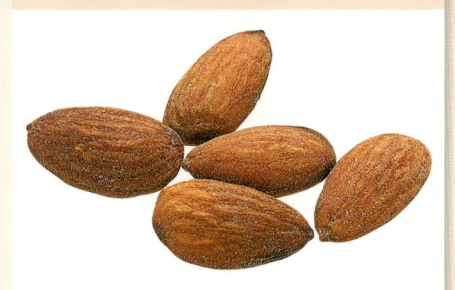

- エネルギー……42kcal
- 塩分……0g
- リン……34mg
- タンパク質……1.3g
- カリウム……52mg
- 水分……0.1g

カシューナッツ（フライ・味つけ） 5粒 8g

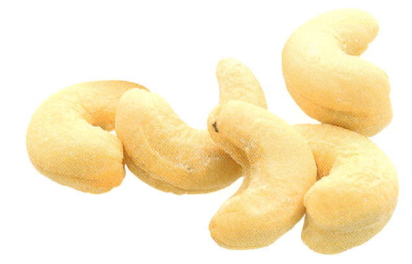

- エネルギー……46kcal
- 塩分……0g
- リン……39mg
- タンパク質……1.6g
- カリウム……47mg
- 水分……0.3g

かぼちゃの種（いり、味つけ） 約大さじ1杯 7g

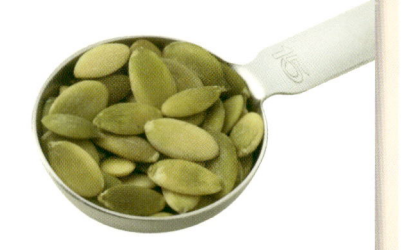

- エネルギー……40kcal
- 塩分……0g
- リン……77mg
- タンパク質……1.9g
- カリウム……59mg
- 水分……0.3g

ぎんなん 1粒 4g（正味3g）

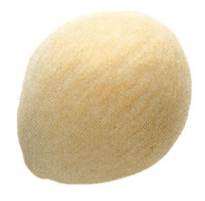

- エネルギー……6kcal
- 塩分……0g
- リン……4mg
- タンパク質……0.1g
- カリウム……21mg
- 水分……1.6g

栗（日本） 1粒 21g（正味15g）

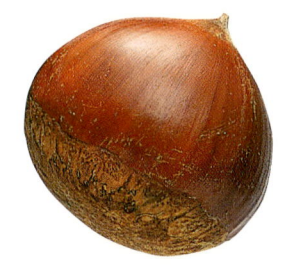

- エネルギー……25kcal
- 塩分……0g
- リン……11mg
- タンパク質……0.4g
- カリウム……63mg
- 水分……8.8g

栗（甘露煮） 1粒 15g

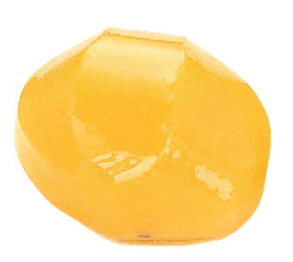

- エネルギー……36kcal
- 塩分……0g
- リン……4mg
- タンパク質……0.3g
- カリウム……11mg
- 水分……6.1g

ナッツ（種実）

ナッツ

甘栗（中国栗） 1粒 6g

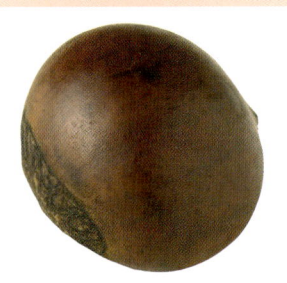

- エネルギー 13 kcal
- 塩分 0 g
- リン 7 mg
- タンパク質 0.3 g
- カリウム 34 mg
- 水分 2.7 g

くるみ（いり） 1個 6g

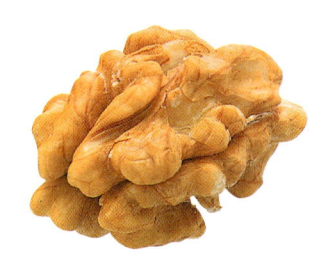

- エネルギー 40 kcal
- 塩分 0 g
- リン 17 mg
- タンパク質 0.9 g
- カリウム 32 mg
- 水分 0.2 g

ごま（いり） 大さじ1杯 9g

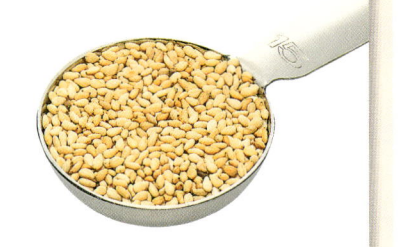

- エネルギー 54 kcal
- 塩分 0 g
- リン 50 mg
- タンパク質 1.8 g
- カリウム 37 mg
- 水分 0.1 g

ピスタチオ（いり・味つけ） 5個 2g

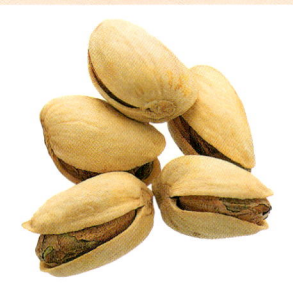

- エネルギー 12 kcal
- 塩分 0 g
- リン 9 mg
- タンパク質 0.3 g
- カリウム 19 mg
- 水分 0 g

マカダミアナッツ（いり・味つけ） 5粒 10g

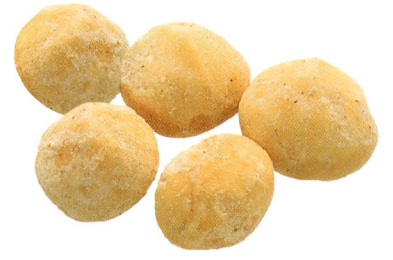

- エネルギー 72 kcal
- 塩分 0.1 g
- リン 14 mg
- タンパク質 0.8 g
- カリウム 30 mg
- 水分 0.1 g

松の実（いり） 約大さじ1杯 11g

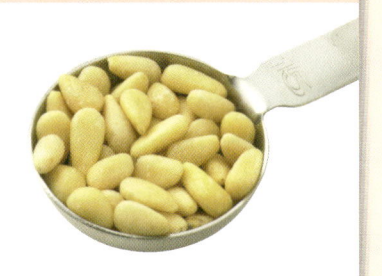

- エネルギー 76 kcal
- 塩分 0 g
- リン 61 mg
- タンパク質 1.6 g
- カリウム 68 mg
- 水分 0.2 g

ナッツ

落花生(いり) 5個 13g (正味9g)

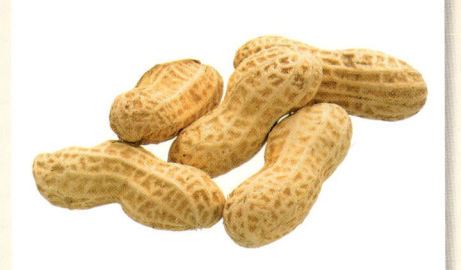

エネルギー 53 kcal　タンパク質 2.4 g
塩分 0 g　カリウム 69 mg
リン 35 mg　水分 0.2 g

バターピーナッツ 10粒 10g

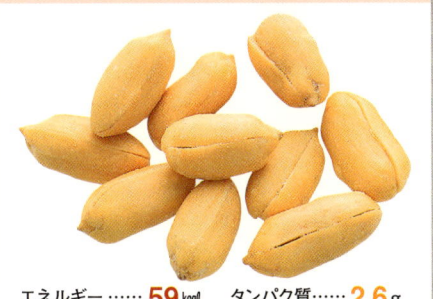

エネルギー 59 kcal　タンパク質 2.6 g
塩分 0 g　カリウム 76 mg
リン 38 mg　水分 0.2 g

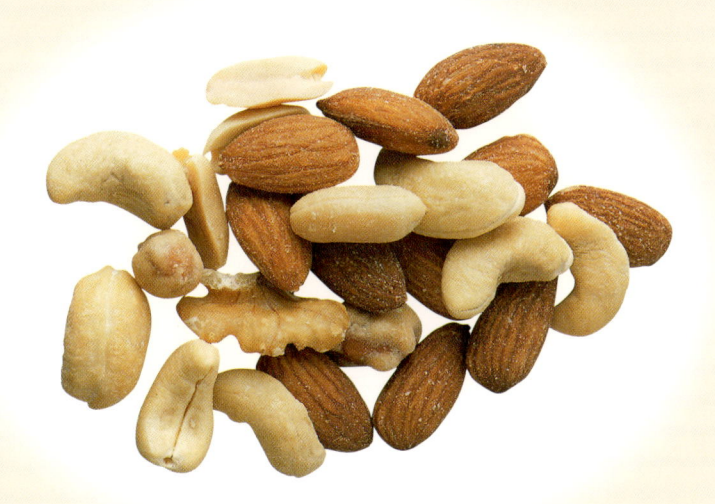

砂糖・甘味料

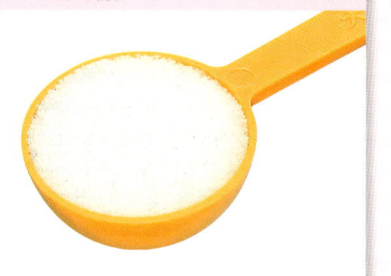

上白糖 大さじ1杯 9g

- エネルギー 35 kcal
- 塩分 0 g
- リン 0 mg
- タンパク質 0 g
- カリウム 0 mg
- 水分 0.1 g

グラニュー糖 大さじ1杯 12g

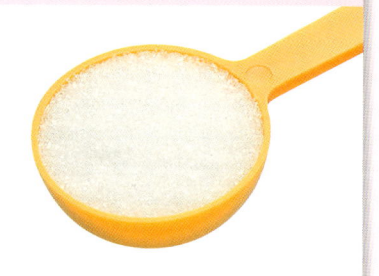

- エネルギー 46 kcal
- 塩分 0 g
- リン 0 mg
- タンパク質 0 g
- カリウム 0 mg
- 水分 0 g

三温糖 大さじ1杯 12g

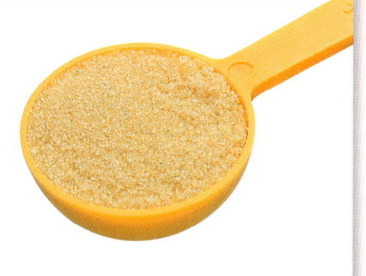

- エネルギー 46 kcal
- 塩分 0 g
- リン 0 mg
- タンパク質 0 g
- カリウム 2 mg
- 水分 0.1 g

黒砂糖 1片 8g

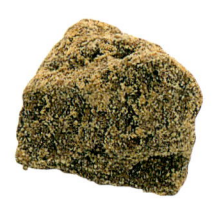

- エネルギー 28 kcal
- 塩分 0 g
- リン 2 mg
- タンパク質 0.1 g
- カリウム 88 mg
- 水分 0.4 g

角砂糖 1cm角1個 1.5g

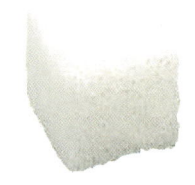

- エネルギー 6 kcal
- 塩分 0 g
- リン 0 mg
- タンパク質 0 g
- カリウム 0 mg
- 水分 0 g

氷砂糖 1粒 2g

- エネルギー 8 kcal
- 塩分 0 g
- リン 0 mg
- タンパク質 0 g
- カリウム 0 mg
- 水分 0 g

砂糖・甘味料

ざらめ糖(中ざら) 約大さじ1杯 15g

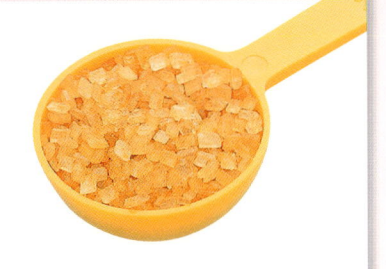

エネルギー……58kcal	タンパク質……0g
塩分……0g	カリウム……0mg
リン……0mg	水分……0g

コーヒーシュガー 約大さじ1杯 15g

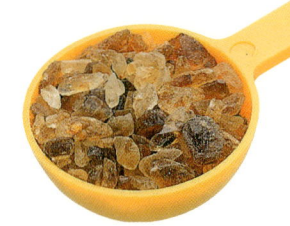

エネルギー……58kcal	タンパク質……0g
塩分……0g	カリウム……0mg
リン……0mg	水分……0g

粉砂糖 大さじ1杯 10g

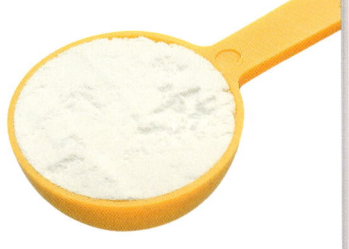

エネルギー……39kcal	タンパク質……0g
塩分……0g	カリウム……0mg
リン……0mg	水分……0g

水あめ 大さじ1杯 21g

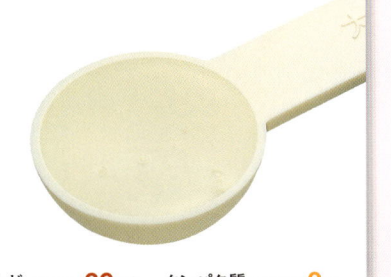

エネルギー……69kcal	タンパク質……0g
塩分……0g	カリウム……0mg
リン……0mg	水分……3.2g

はちみつ 大さじ1杯 21g

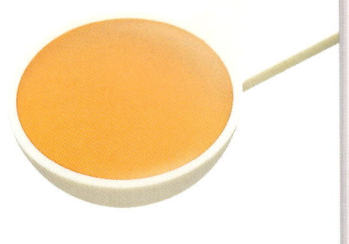

エネルギー……62kcal	タンパク質……0g
塩分……0g	カリウム……3mg
リン……1mg	水分……4.2g

メープルシロップ 大さじ1杯 21g

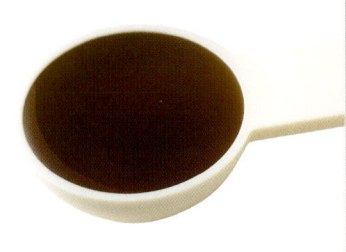

エネルギー……54kcal	タンパク質……0g
塩分……0g	カリウム……48mg
リン……0mg	水分……6.9g

砂糖・甘味料

ジャム

あんずジャム 大さじ1杯 21g

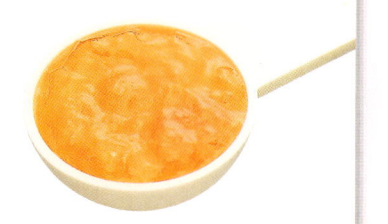

エネルギー …… 55 kcal　タンパク質 …… 0.1 g
塩分 …………… 0 g　　カリウム …… 16 mg
リン …………… 1 mg　水分 ………… 7.2 g

いちごジャム 大さじ1杯 21g

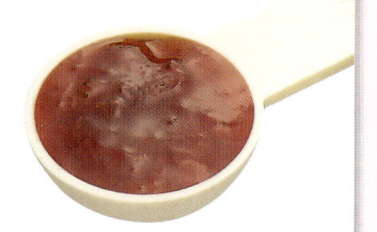

エネルギー …… 54 kcal　タンパク質 …… 0.1 g
塩分 …………… 0 g　　カリウム …… 14 mg
リン …………… 3 mg　水分 ………… 7.6 g

オレンジマーマレード 大さじ1杯 21g

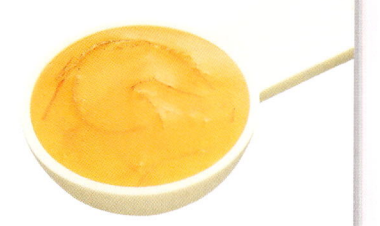

エネルギー …… 54 kcal　タンパク質 …… 0 g
塩分 …………… 0 g　　カリウム …… 6 mg
リン …………… 1 mg　水分 ………… 7.6 g

りんごジャム 大さじ1杯 21g

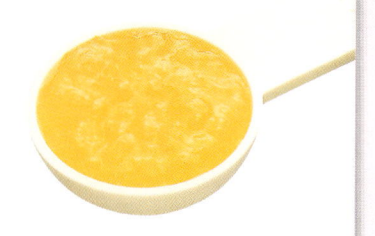

エネルギー …… 45 kcal　タンパク質 …… 0 g
塩分 …………… 0 g　　カリウム …… 7 mg
リン …………… 1 mg　水分 ………… 9.8 g

ブルーベリージャム 大さじ1杯 21g

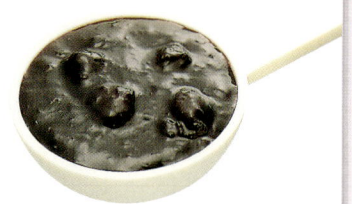

エネルギー …… 38 kcal　タンパク質 …… 0.1 g
塩分 …………… 0 g　　カリウム …… 16 mg
リン …………… 3 mg　水分 ………… 11.6 g

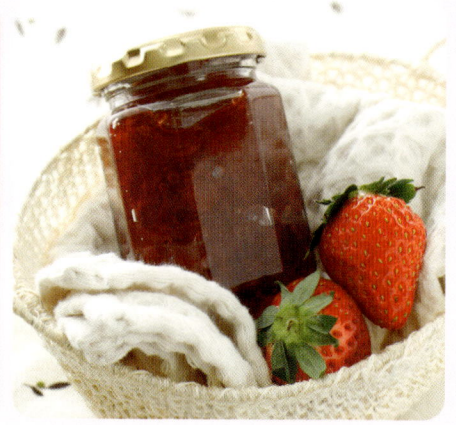

油脂類

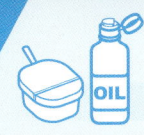

油脂

オリーブ油 大さじ1杯 12g

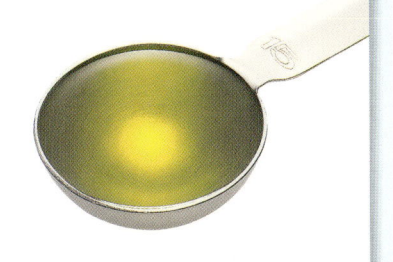

- エネルギー……111 kcal
- 塩分……………0 g
- リン……………0 mg
- タンパク質……0 g
- カリウム………0 mg
- 水分……………0 g

ごま油 大さじ1杯 12g

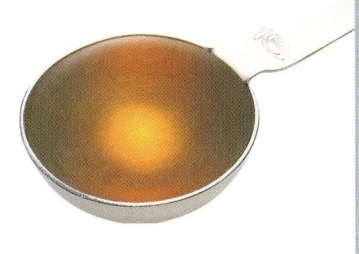

- エネルギー……111 kcal
- 塩分……………0 g
- リン……………0 mg
- タンパク質……0 g
- カリウム………0 mg
- 水分……………0 g

サラダ油(調合油) 大さじ1杯 12g

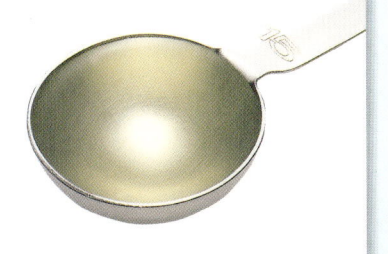

- エネルギー……111 kcal
- 塩分……………0 g
- リン……………0 mg
- タンパク質……0 g
- カリウム………0 mg
- 水分……………0 g

バター(有塩) 大さじ1杯 12g

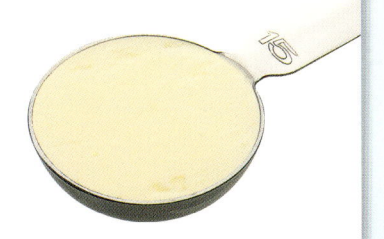

- エネルギー……89 kcal
- 塩分……………0.2 g
- リン……………2 mg
- タンパク質……0.1 g
- カリウム………3 mg
- 水分……………1.9 g

バター(無塩) 大さじ1杯 12g

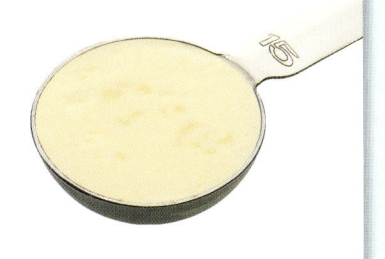

- エネルギー……92 kcal
- 塩分……………0 g
- リン……………2 mg
- タンパク質……0.1 g
- カリウム………3 mg
- 水分……………1.9 g

マーガリン 大さじ1杯 12g

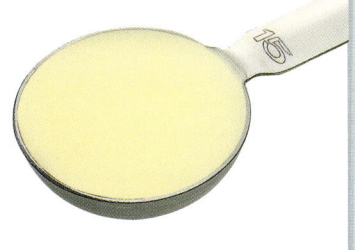

- エネルギー……91 kcal
- 塩分……………0.1 g
- リン……………2 mg
- タンパク質……0.1 g
- カリウム………3 mg
- 水分……………1.9 g

飲み物

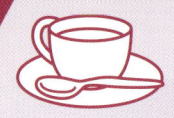

茶類

玉露（浸出液） 湯のみ小 1 杯 20g

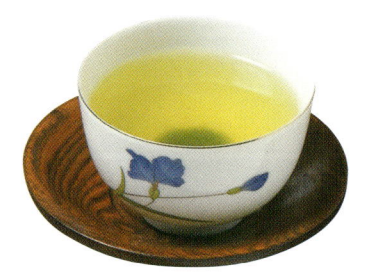

- エネルギー……… 1 kcal
- 塩分……………… 0 g
- リン……………… 6 mg
- タンパク質……… 0.3 g
- カリウム………… 68 mg
- 水分……………… 19.6 g

煎茶（浸出液） 湯のみ 1 杯 80g

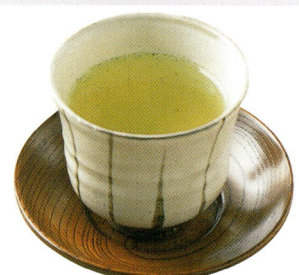

- エネルギー……… 2 kcal
- 塩分……………… 0 g
- リン……………… 2 mg
- タンパク質……… 0.2 g
- カリウム………… 22 mg
- 水分……………… 79.5 g

ほうじ茶（浸出液） 湯のみ 1 杯 100g

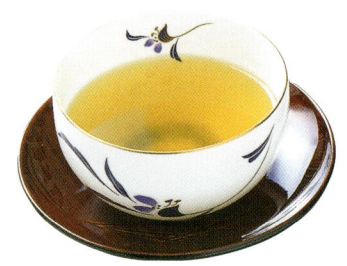

- エネルギー……… 0 kcal
- 塩分……………… 0 g
- リン……………… 1 mg
- タンパク質……… 0 g
- カリウム………… 24 mg
- 水分……………… 99.8 g

玄米茶（浸出液） 湯のみ 1 杯 100g

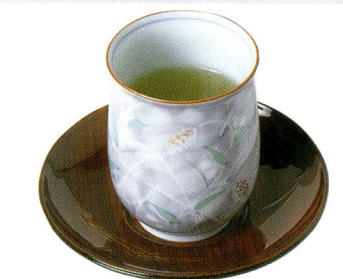

- エネルギー……… 0 kcal
- 塩分……………… 0 g
- リン……………… 1 mg
- タンパク質……… 0 g
- カリウム………… 7 mg
- 水分……………… 99.9 g

ウーロン茶（浸出液） コップ 1 杯 200g

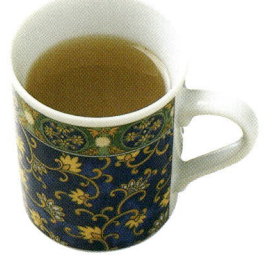

- エネルギー……… 0 kcal
- 塩分……………… 0 g
- リン……………… 2 mg
- タンパク質……… 0 g
- カリウム………… 26 mg
- 水分……………… 199.6 g

紅茶（浸出液） カップ 1 杯 150g

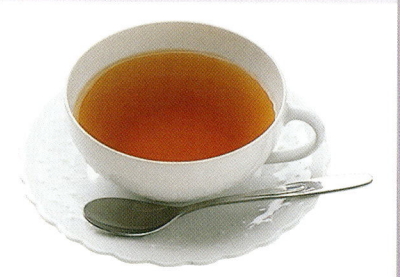

- エネルギー……… 2 kcal
- 塩分……………… 0 g
- リン……………… 3 mg
- タンパク質……… 0.2 g
- カリウム………… 12 mg
- 水分……………… 149.6 g

茶類／コーヒー・ココア

麦茶(浸出液) コップ1杯 200g

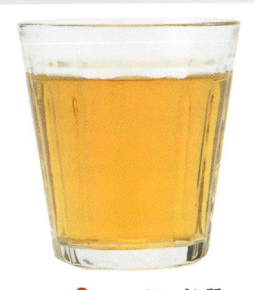

エネルギー	2 kcal
塩分	0 g
リン	2 mg
タンパク質	0 g
カリウム	12 mg
水分	199.4 g

コーヒー(浸出液) カップ1杯 150g

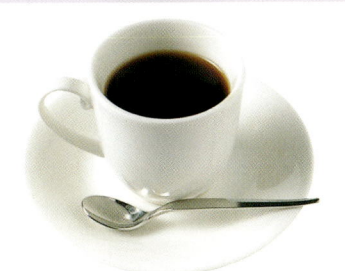

エネルギー	6 kcal
塩分	0 g
リン	11 mg
タンパク質	0.3 g
カリウム	98 mg
水分	147.9 g

インスタントコーヒー カップ1杯 152g

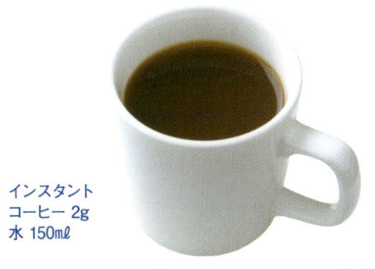

インスタントコーヒー 2g
水 150mℓ

エネルギー	6 kcal
塩分	0 g
リン	7 mg
タンパク質	0.3 g
カリウム	72 mg
水分	150.1 g

コーヒー飲料(缶・乳成分入り) 1缶 190g

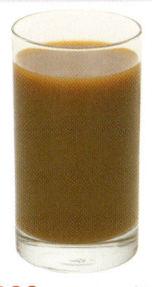

エネルギー	106 kcal
塩分	0.2 g
リン	105 mg
タンパク質	4.2 g
カリウム	162 mg
水分	167.4 g

ピュアココア カップ1杯 146g

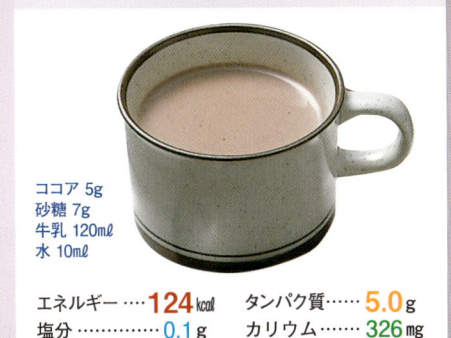

ココア 5g
砂糖 7g
牛乳 120mℓ
水 10mℓ

エネルギー	124 kcal
塩分	0.1 g
リン	148 mg
タンパク質	5.0 g
カリウム	326 mg
水分	118.5 g

ミルクココア カップ1杯 144g

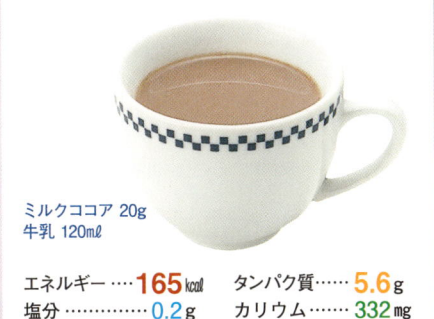

ミルクココア 20g
牛乳 120mℓ

エネルギー	165 kcal
塩分	0.2 g
リン	163 mg
タンパク質	5.6 g
カリウム	332 mg
水分	108.5 g

飲み物

炭酸飲料／果汁飲料

コーラ コップ1杯 200g

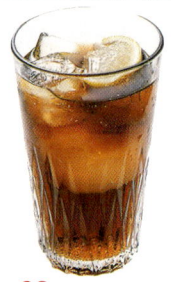

- エネルギー 92 kcal
- タンパク質 0.2 g
- 塩分 0 g
- カリウム 0 mg
- リン 22 mg
- 水分 177 g

サイダー コップ1杯 200g

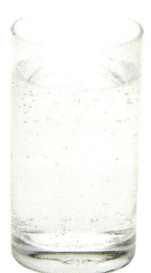

- エネルギー 82 kcal
- タンパク質 0 g
- 塩分 0 g
- カリウム 0 mg
- リン 0 mg
- 水分 179.6 g

みかんジュース コップ1杯 200g

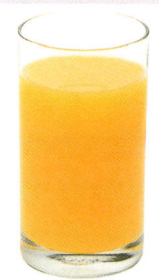

ストレートジュース
- エネルギー 82 kcal
- タンパク質 1 g
- 塩分 0 g
- カリウム 260 mg
- リン 22 mg
- 水分 177 g

濃縮還元ジュース
- エネルギー 76 kcal
- タンパク質 1 g
- 塩分 0 g
- カリウム 220 mg
- リン 18 mg
- 水分 178.6 g

50%果汁入り飲料
- エネルギー 120 kcal
- タンパク質 0.4 g
- 塩分 0 g
- カリウム 126 mg
- リン 10 mg
- 水分 169.8 g

20%果汁入り飲料
- エネルギー 100 kcal
- タンパク質 0.2 g
- 塩分 0 g
- カリウム 42 mg
- リン 4 mg
- 水分 174.8 g

オレンジジュース コップ1杯 200g

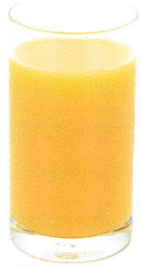

ストレートジュース
- エネルギー 84 kcal
- タンパク質 1.6 g
- 塩分 0 g
- カリウム 360 mg
- リン 40 mg
- 水分 175.6 g

濃縮還元ジュース
- エネルギー 84 kcal
- タンパク質 1.4 g
- 塩分 0 g
- カリウム 380 mg
- リン 36 mg
- 水分 176.2 g

50%果汁入り飲料
- エネルギー 94 kcal
- タンパク質 0.8 g
- 塩分 0 g
- カリウム 198 mg
- リン 20 mg
- 水分 176.8 g

30%果汁入り飲料
- エネルギー 82 kcal
- タンパク質 0.4 g
- 塩分 0 g
- カリウム 114 mg
- リン 12 mg
- 水分 179.4 g

果汁飲料

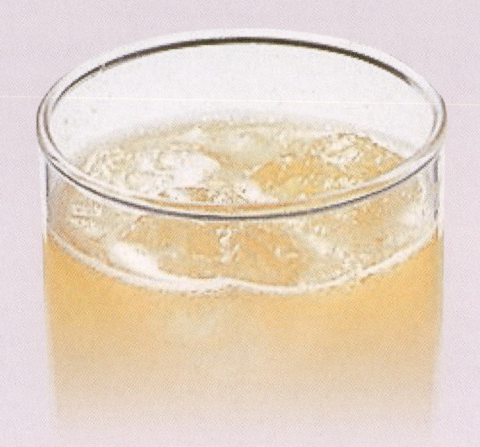

グレープフルーツジュース 1杯200g

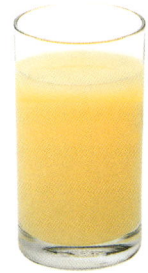

ストレートジュース
- エネルギー……80kcal
- 塩分……0g
- リン……24mg
- タンパク質……1.2g
- カリウム……360mg
- 水分……177.4g

濃縮還元ジュース
- エネルギー……70kcal
- 塩分……0g
- リン……24mg
- タンパク質……1.4g
- カリウム……320mg
- 水分……180.2g

50%果汁入り飲料
- エネルギー……92kcal
- 塩分……0g
- リン……12mg
- タンパク質……0.6g
- カリウム……180mg
- 水分……176.8g

20%果汁入り飲料
- エネルギー……78kcal
- 塩分……0g
- リン……6mg
- タンパク質……0.2g
- カリウム……68mg
- 水分……180.2g

りんごジュース コップ1杯200g

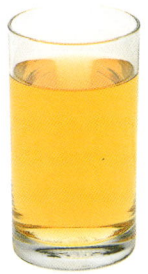

ストレートジュース
- エネルギー……88kcal
- 塩分……0g
- リン……12mg
- タンパク質……0.4g
- カリウム……154mg
- 水分……175.4g

濃縮還元ジュース
- エネルギー……86kcal
- 塩分……0g
- リン……18mg
- タンパク質……0.2g
- カリウム……220mg
- 水分……176.2g

50%果汁入り飲料
- エネルギー……92kcal
- 塩分……0g
- リン……8mg
- タンパク質……0.2g
- カリウム……110mg
- 水分……176.6g

30%果汁入り飲料
- エネルギー……92kcal
- 塩分……0g
- リン……6mg
- タンパク質……0g
- カリウム……48mg
- 水分……177g

アルコール飲料

アルコール飲料

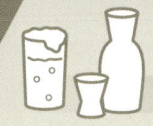

日本酒(清酒・純米酒) 1合 180g

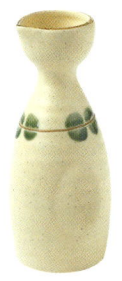

- エネルギー: 185 kcal
- 塩分: 0 g
- リン: 16 mg
- タンパク質: 0.7 g
- カリウム: 9 mg
- 水分: 150.7 g

日本酒(清酒・吟醸酒) 1合 180g

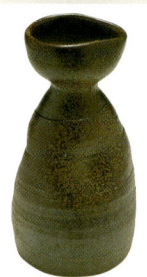

- エネルギー: 187 kcal
- 塩分: 0 g
- リン: 13 mg
- タンパク質: 0.5 g
- カリウム: 13 mg
- 水分: 150.5 g

ビール(淡色) 350ml缶 353g

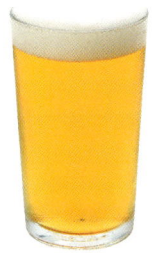

- エネルギー: 141 kcal
- 塩分: 0 g
- リン: 53 mg
- タンパク質: 1.1 g
- カリウム: 120 mg
- 水分: 327.6 g

ビール(黒) 350ml缶 354g

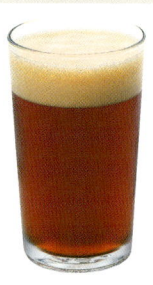

- エネルギー: 163 kcal
- 塩分: 0 g
- リン: 117 mg
- タンパク質: 1.4 g
- カリウム: 195 mg
- 水分: 324.3 g

発泡酒 350ml缶 353g

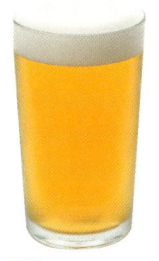

- エネルギー: 159 kcal
- 塩分: 0 g
- リン: 28 mg
- タンパク質: 0.4 g
- カリウム: 46 mg
- 水分: 324.8 g

ワイン(白) ワイングラス1杯 110g

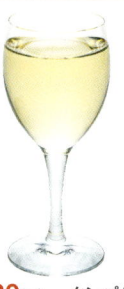

- エネルギー: 80 kcal
- 塩分: 0 g
- リン: 13 mg
- タンパク質: 0.1 g
- カリウム: 66 mg
- 水分: 97.5 g

アルコール飲料

ワイン(赤) ワイングラス1杯 110g

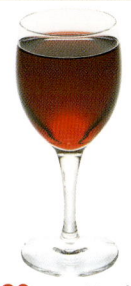

エネルギー …… **80** kcal　タンパク質 …… **0.2** g
塩分 …………… **0** g　　カリウム ……… **121** mg
リン …………… **14** mg　水分 …………… **97.6** g

紹興酒 小グラス1杯 50g

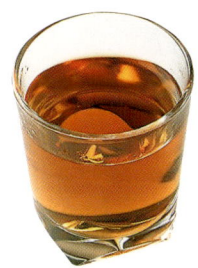

エネルギー …… **64** kcal　タンパク質 …… **0.9** g
塩分 …………… **0** g　　カリウム ……… **28** mg
リン …………… **19** mg　水分 …………… **39.4** g

焼酎(甲類) 1合 172g

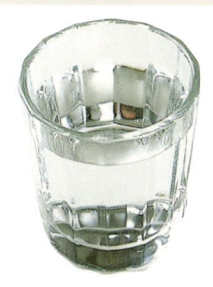

エネルギー …… **354** kcal　タンパク質 …… **0** g
塩分 …………… **0** g　　カリウム ……… **0** mg
リン …………… **0** mg　水分 …………… **122.1** g

焼酎(乙類) 1合 175g

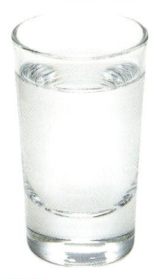

エネルギー …… **256** kcal　タンパク質 …… **0** g
塩分 …………… **0** g　　カリウム ……… **0** mg
リン …………… **0** mg　水分 …………… **139.1** g

ウイスキー シングル1杯 29g

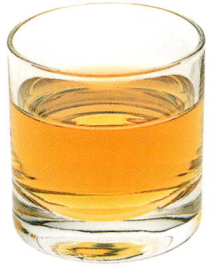

エネルギー …… **69** kcal　タンパク質 …… **0** g
塩分 …………… **0** g　　カリウム ……… **0** mg
リン …………… **0** mg　水分 …………… **19.3** g

ブランデー シングル1杯 29g

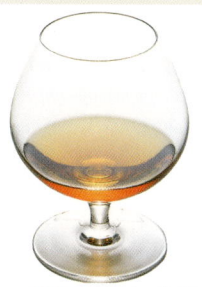

エネルギー …… **69** kcal　タンパク質 …… **0** g
塩分 …………… **0** g　　カリウム ……… **0** mg
リン …………… **0** mg　水分 …………… **19.3** g

アルコール飲料

アルコール飲料

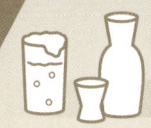

ウオッカ シングル1杯 29g

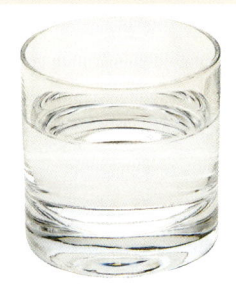

エネルギー	70 kcal	タンパク質	0 g
塩分	0 g	カリウム	0 mg
リン	0 mg	水分	19.2 g

ジン シングル1杯 28g

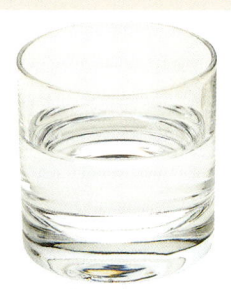

エネルギー	80 kcal	タンパク質	0 g
塩分	0 g	カリウム	0 mg
リン	0 mg	水分	16.8 g

ラム シングル1杯 29g

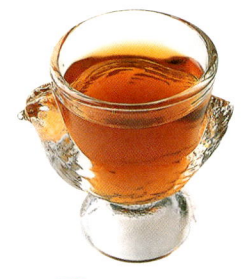

エネルギー	70 kcal	タンパク質	0 g
塩分	0 g	カリウム	0 mg
リン	0 mg	水分	19.2 g

梅酒 シングル1杯 31g

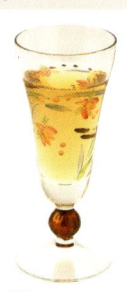

エネルギー	48 kcal	タンパク質	0 g
塩分	0 g	カリウム	12 mg
リン	1 mg	水分	21.4 g

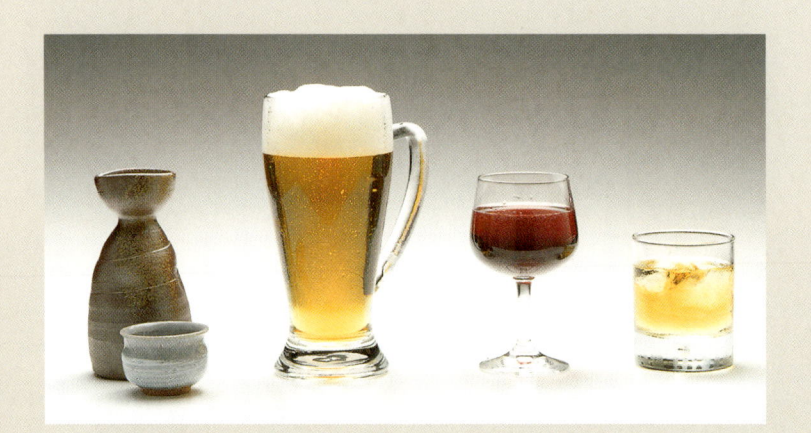

菓子類

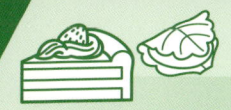

和風のお菓子（生・半生菓子）

今川焼き　1個 90g

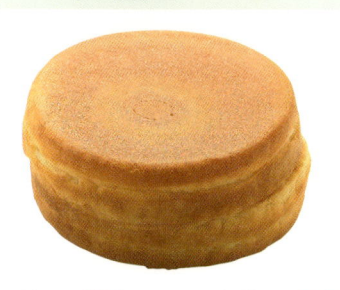

- エネルギー　200 kcal
- 塩分　0.1 g
- リン　50 mg
- タンパク質　4.0 g
- カリウム　54 mg
- 水分　41.0 g

ういろう　1切れ 50g

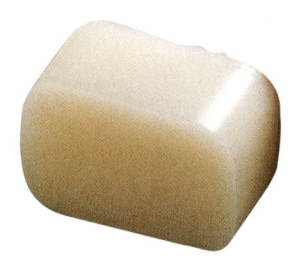

- エネルギー　92 kcal
- 塩分　0 g
- リン　9 mg
- タンパク質　0.6 g
- カリウム　9 mg
- 水分　27.3 g

かしわもち　1個 65g

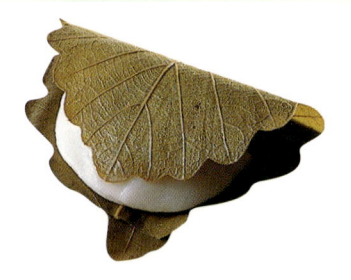

- エネルギー　134 kcal
- 塩分　0.1 g
- リン　31 mg
- タンパク質　2.6 g
- カリウム　26 mg
- 水分　31.5 g

カステラ　1切れ 50g

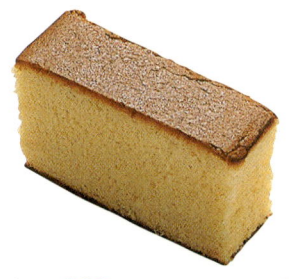

- エネルギー　160 kcal
- 塩分　0.1 g
- リン　48 mg
- タンパク質　3.1 g
- カリウム　40 mg
- 水分　12.8 g

かのこ　1個 50g

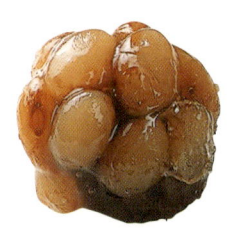

- エネルギー　132 kcal
- 塩分　0.1 g
- リン　28 mg
- タンパク質　2.4 g
- カリウム　31 mg
- 水分　17.0 g

きんつば　1個 50g

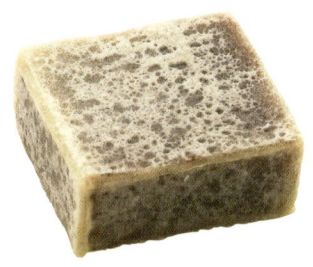

- エネルギー　132 kcal
- 塩分　0.1 g
- リン　30 mg
- タンパク質　2.7 g
- カリウム　130 mg
- 水分　17.0 g

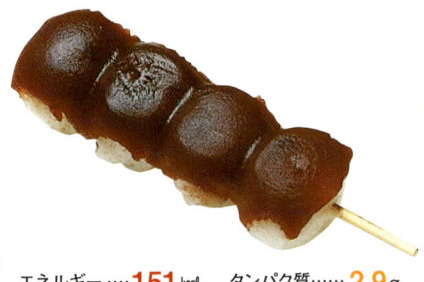

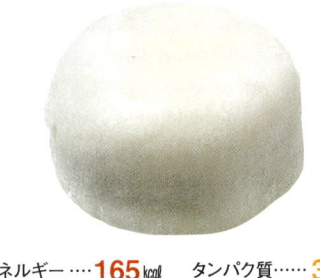

菓子類

和風のお菓子（生・半生菓子）

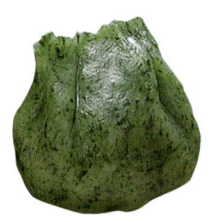

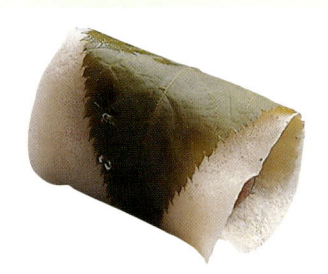

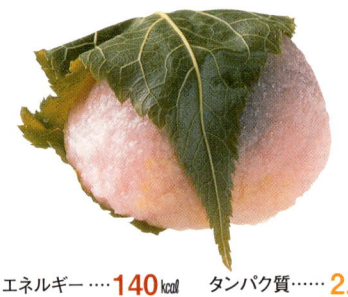

草もち 1個 50g
- エネルギー 115 kcal
- 塩分 0 g
- リン 25 mg
- タンパク質 2.1 g
- カリウム 24 mg
- 水分 21.5 g

桜もち（関東風）1個 45g
- エネルギー 107 kcal
- 塩分 0 g
- リン 18 mg
- タンパク質 2 g
- カリウム 17 mg
- 水分 18.2 g

桜もち（関西風）1個 70g
- エネルギー 140 kcal
- 塩分 0.1 g
- リン 19 mg
- タンパク質 2.4 g
- カリウム 15 mg
- 水分 35 g

串団子（あん）1本 75g
- エネルギー 151 kcal
- 塩分 0.1 g
- リン 38 mg
- タンパク質 2.9 g
- カリウム 33 mg
- 水分 37.5 g

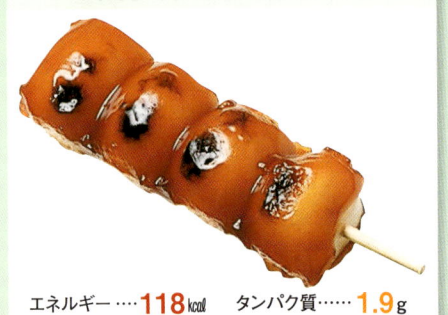

串団子（しょうゆ）1本 60g
- エネルギー 118 kcal
- 塩分 0.4 g
- リン 31 mg
- タンパク質 1.9 g
- カリウム 35 mg
- 水分 30.3 g

大福 1個 70g
- エネルギー 165 kcal
- 塩分 0.1 g
- リン 41 mg
- タンパク質 3.4 g
- カリウム 32 mg
- 水分 29.1 g

和風のお菓子（生・半生菓子）

たい焼き 1個 110g

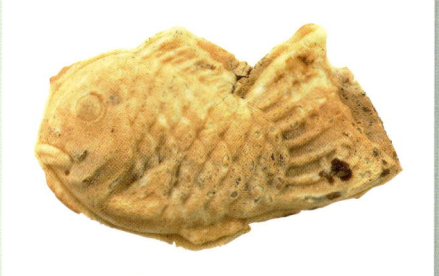

エネルギー 244 kcal
塩分 0.1 g
リン 61 mg
タンパク質 4.8 g
カリウム 66 mg
水分 50.1 g

どら焼き 1個 75g

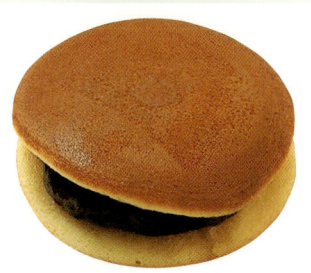

エネルギー 213 kcal
塩分 0.2 g
リン 56 mg
タンパク質 4.7 g
カリウム 128 mg
水分 23.6 g

生八つ橋（あん入り） 1個 25g

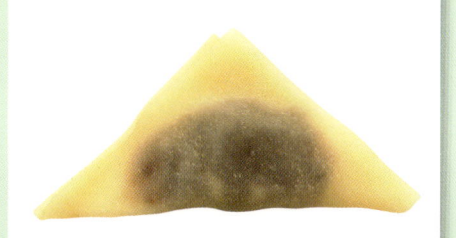

エネルギー 70 kcal
塩分 0 g
リン 12 mg
タンパク質 1.1 g
カリウム 28 mg
水分 7.6 g

ねりきり 1個 45g

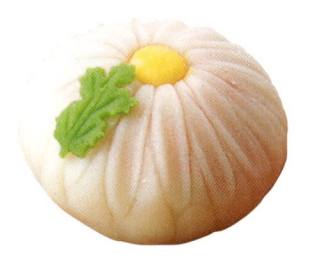

エネルギー 119 kcal
塩分 0 g
リン 21 mg
タンパク質 2.4 g
カリウム 15 mg
水分 15.3 g

蒸しまんじゅう 1個 45g

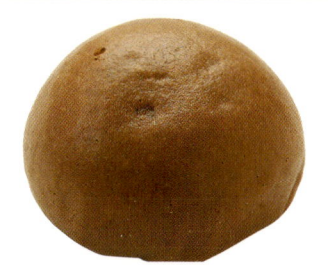

エネルギー 117 kcal
塩分 0.1 g
リン 22 mg
タンパク質 2.2 g
カリウム 22 mg
水分 15.8 g

くずまんじゅう 1個 50g

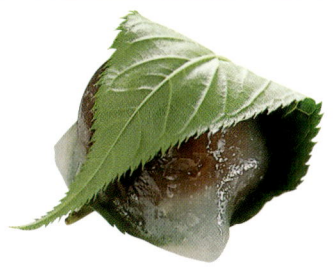

エネルギー 110 kcal
塩分 0.1 g
リン 15 mg
タンパク質 1.6 g
カリウム 11 mg
水分 22.5 g

菓子類

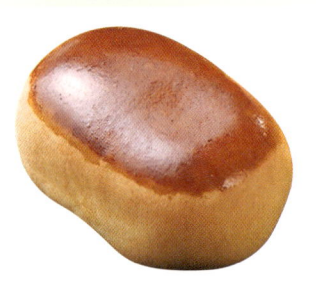

和風のお菓子（生・半生菓子・干菓子）

栗まんじゅう 1個 40g
- エネルギー … 124 kcal
- 塩分 … 0 g
- リン … 26 mg
- タンパク質 … 2.4 g
- カリウム … 25 mg
- 水分 … 9.6 g

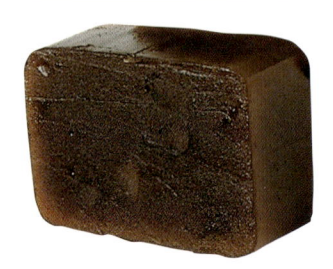

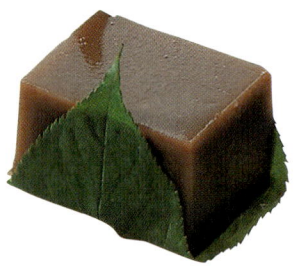

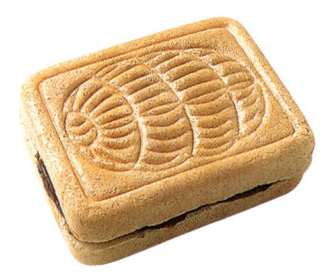

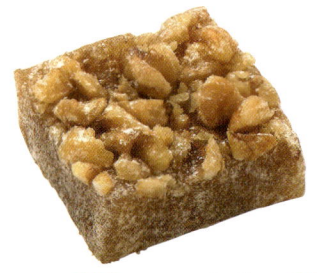

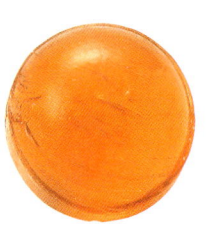

ねりようかん 1切れ 70g
- エネルギー … 207 kcal
- 塩分 … 0 g
- リン … 22 mg
- タンパク質 … 2.5 g
- カリウム … 17 mg
- 水分 … 18.2 g

水ようかん 1切れ 65g
- エネルギー … 111 kcal
- 塩分 … 0.1 g
- リン … 15 mg
- タンパク質 … 1.7 g
- カリウム … 11 mg
- 水分 … 37.1 g

もなか 1個 40g
- エネルギー … 114 kcal
- 塩分 … 0 g
- リン … 20 mg
- タンパク質 … 1.9 g
- カリウム … 15 mg
- 水分 … 11.6 g

ゆべし 1個 65g
- エネルギー … 213 kcal
- 塩分 … 0.4 g
- リン … 27 mg
- タンパク質 … 1.6 g
- カリウム … 40 mg
- 水分 … 14.3 g

あめ玉 1個 8g
- エネルギー … 31 kcal
- 塩分 … 0 g
- リン … 0 mg
- タンパク質 … 0 g
- カリウム … 0 mg
- 水分 … 0.2 g

和風のお菓子（半生菓子・干菓子）

いもかりんとう 大5本 25g

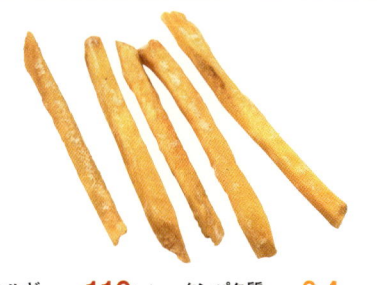

エネルギー 119 kcal	タンパク質 0.4 g
塩分 0 g	カリウム 138 mg
リン 13 mg	水分 1.4 g

おこし 小2個 6g

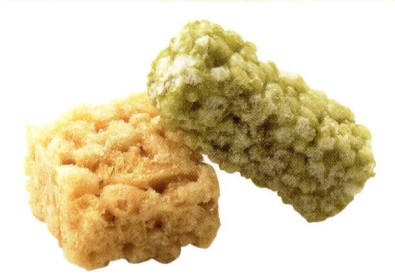

エネルギー 23 kcal	タンパク質 0.2 g
塩分 0 g	カリウム 2 mg
リン 1 mg	水分 0.3 g

かりんとう（黒）5本 25g

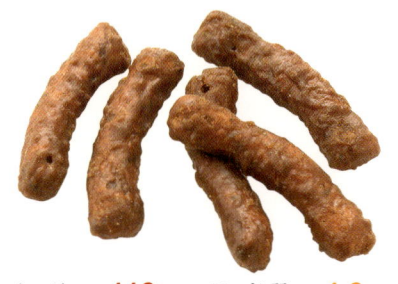

エネルギー 110 kcal	タンパク質 1.9 g
塩分 0 g	カリウム 78 mg
リン 16 mg	水分 0.9 g

塩せんべい（厚焼き）1枚 18g

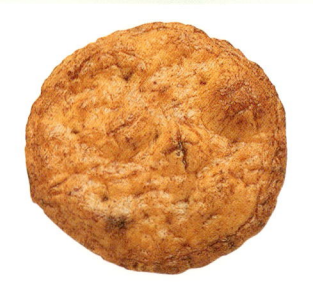

エネルギー 67 kcal	タンパク質 1.4 g
塩分 0.4 g	カリウム 23 mg
リン 18 mg	水分 1.1 g

塩せんべい（薄焼き）1枚 9g

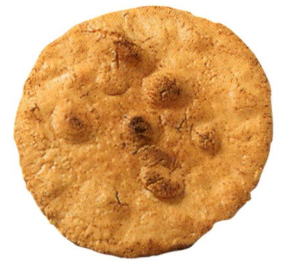

エネルギー 34 kcal	タンパク質 0.7 g
塩分 0.2 g	カリウム 12 mg
リン 9 mg	水分 0.5 g

揚げせんべい 1枚 15g

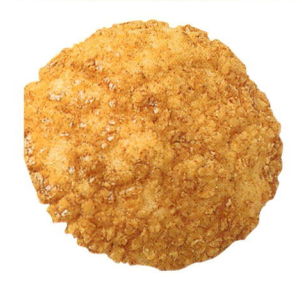

エネルギー 70 kcal	タンパク質 0.9 g
塩分 0.2 g	カリウム 12 mg
リン 13 mg	水分 0.6 g

菓子類

和風のお菓子（干菓子）　洋風のお菓子（パイ・ケーキ類）

あられ 1個 5g

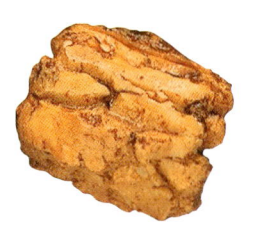

エネルギー 19 kcal	タンパク質 0.4 g
塩分 0.1 g	カリウム 8 mg
リン 8 mg	水分 0.2 g

かわらせんべい 1枚 10g

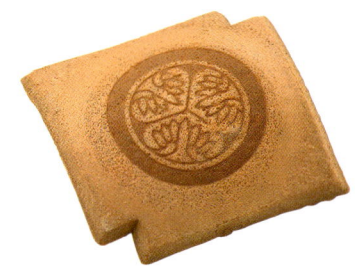

エネルギー 40 kcal	タンパク質 0.8 g
塩分 0 g	カリウム 11 mg
リン 9 mg	水分 0.4 g

南部せんべい（ごま入り） 1枚 15g

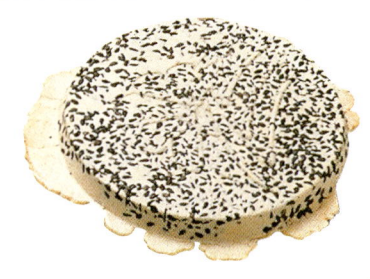

エネルギー 65 kcal	タンパク質 1.6 g
塩分 0.2 g	カリウム 27 mg
リン 24 mg	水分 0.5 g

シュークリーム 大1個 120g

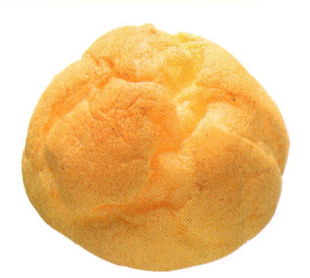

エネルギー 294 kcal	タンパク質 10.1 g
塩分 0.4 g	カリウム 120 mg
リン 156 mg	水分 66.0 g

ショートケーキ 1個 80g

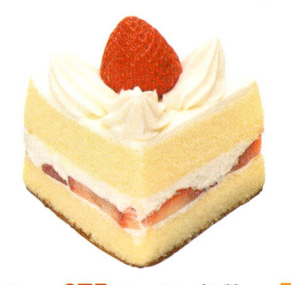

エネルギー 275 kcal	タンパク質 5.9 g
塩分 0.2 g	カリウム 75 mg
リン 96 mg	水分 24.8 g

アップルパイ 1個 130g

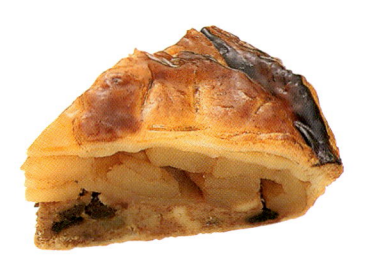

エネルギー 395 kcal	タンパク質 5.2 g
塩分 0.9 g	カリウム 81 mg
リン 40 mg	水分 58.5 g

洋風のお菓子（パイ・ケーキ類／プリン・ゼリー／ビスケット類）

マドレーヌ 1個 25g

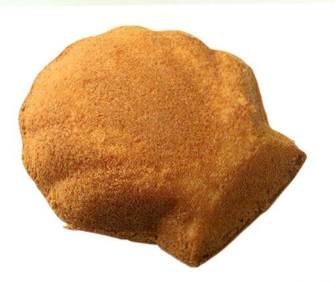

- エネルギー 111 kcal
- 塩分 0.2 g
- リン 18 mg
- タンパク質 1.4 g
- カリウム 19 mg
- 水分 5 g

ワッフル（カスタードクリーム入り） 1個 45g

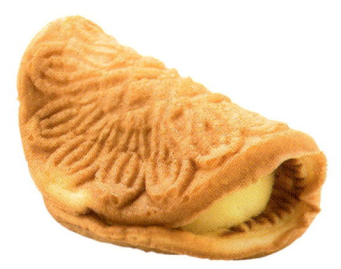

- エネルギー 115 kcal
- 塩分 0.1 g
- リン 59 mg
- タンパク質 3.7 g
- カリウム 68 mg
- 水分 20.7 g

カスタードプリン 1個 110g

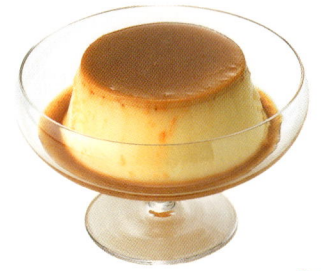

- エネルギー 139 kcal
- 塩分 0.2 g
- リン 121 mg
- タンパク質 6.1 g
- カリウム 154 mg
- 水分 81.5 g

サブレ 1枚 40g

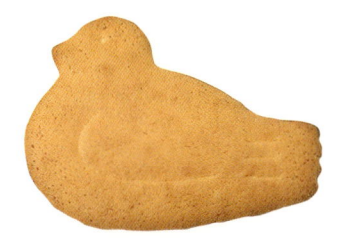

- エネルギー 186 kcal
- 塩分 0.1 g
- リン 36 mg
- タンパク質 2.4 g
- カリウム 44 mg
- 水分 1.5 g

ビスケット 1枚 7g

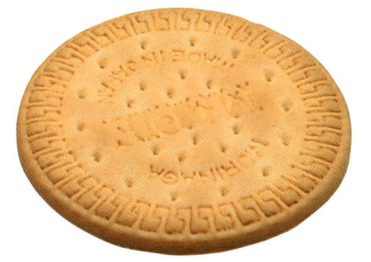

- エネルギー 30 kcal
- 塩分 0.1 g
- リン 7 mg
- タンパク質 0.5 g
- カリウム 10 mg
- 水分 0.2 g

クッキー 1個（直径約2.5cm）2g

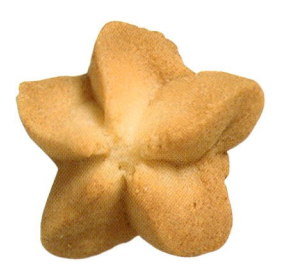

- エネルギー 10 kcal
- 塩分 0 g
- リン 1 mg
- タンパク質 0.1 g
- カリウム 2 mg
- 水分 0.1 g

菓子類

スナック菓子／キャンデー・チョコレート

コーンスナック 約1カップ 15g

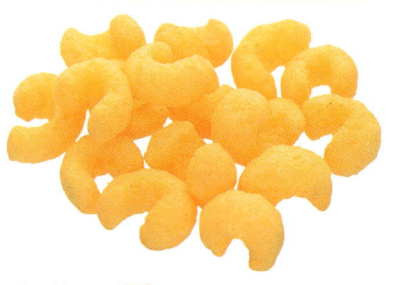

エネルギー	79 kcal
塩分	0.2 g
リン	11 mg
タンパク質	0.8 g
カリウム	13 mg
水分	0.1 g

ポテトチップス 10枚 15g

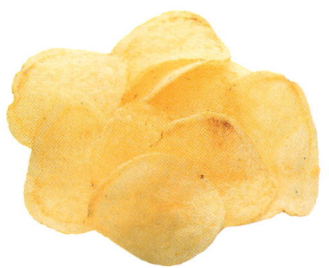

エネルギー	83 kcal
塩分	0.2 g
リン	15 mg
タンパク質	0.7 g
カリウム	180 mg
水分	0.3 g

ポップコーン 約1カップ 9g

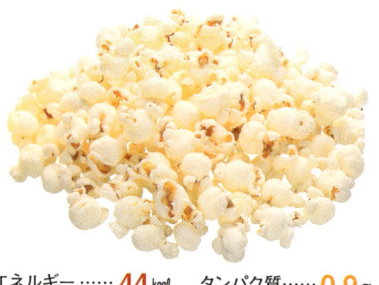

エネルギー	44 kcal
塩分	0.1 g
リン	26 mg
タンパク質	0.9 g
カリウム	27 mg
水分	0.4 g

キャラメル 1粒 5g

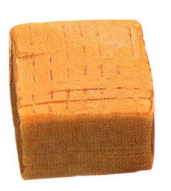

エネルギー	22 kcal
塩分	0 g
リン	5 mg
タンパク質	0.2 g
カリウム	9 mg
水分	0.3 g

ドロップ 1粒 3g

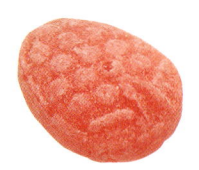

エネルギー	12 kcal
塩分	0 g
リン	0 mg
タンパク質	0 g
カリウム	0 mg
水分	0.1 g

ホワイトチョコレート 5×6cm1片 15g

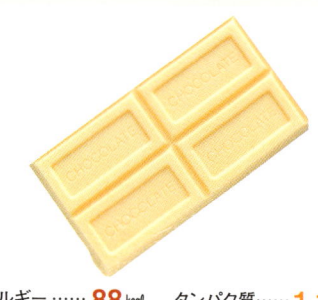

エネルギー	88 kcal
塩分	0 g
リン	32 mg
タンパク質	1.1 g
カリウム	51 mg
水分	0.1 g

キャンデー・チョコレート／アイスクリーム類

ミルクチョコレート 5×6cm 1片 15g

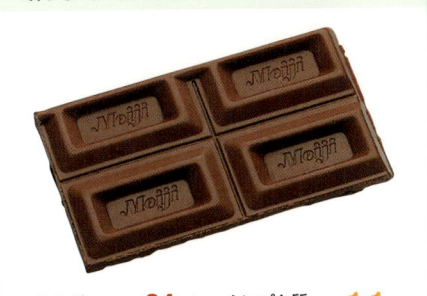

- エネルギー …… 84 kcal
- 塩分 …………… 0 g
- リン …………… 36 mg
- タンパク質 …… 1.1 g
- カリウム ……… 66 mg
- 水分 …………… 0.1 g

アイスクリーム（普通脂肪） 1個 77g

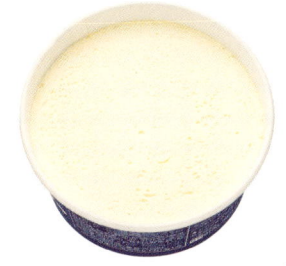

- エネルギー …… 139 kcal
- 塩分 …………… 0.2 g
- リン …………… 92 mg
- タンパク質 …… 3.0 g
- カリウム ……… 146 mg
- 水分 …………… 49.2 g

アイスクリーム（高脂肪） 1個 95g

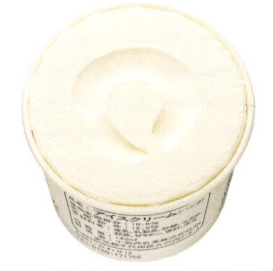

- エネルギー …… 201 kcal
- 塩分 …………… 0.2 g
- リン …………… 105 mg
- タンパク質 …… 3.3 g
- カリウム ……… 152 mg
- 水分 …………… 58.2 g

ラクトアイス（普通脂肪） 1個 171g

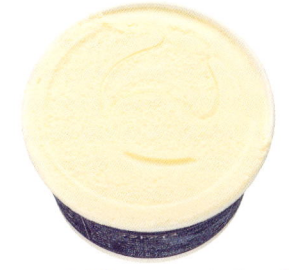

- エネルギー …… 383 kcal
- 塩分 …………… 0.3 g
- リン …………… 159 mg
- タンパク質 …… 5.3 g
- カリウム ……… 257 mg
- 水分 …………… 103.3 g

アイスミルクキャンデー 1本 30g

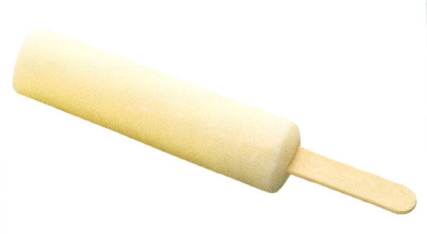

- エネルギー …… 50 kcal
- 塩分 …………… 0.1 g
- リン …………… 30 mg
- タンパク質 …… 1.0 g
- カリウム ……… 42 mg
- 水分 …………… 19.7 g

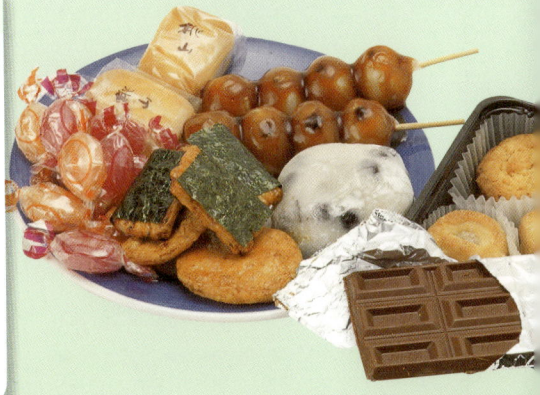

菓子類

菓子パン

あんぱん 1個 95g

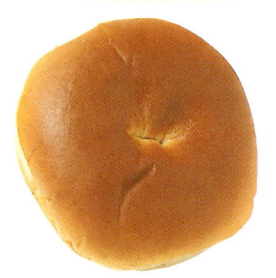

エネルギー	266 kcal
塩分	0.7 g
リン	70 mg
タンパク質	7.5 g
カリウム	73 mg
水分	33.7 g

クリームパン 1個 85g

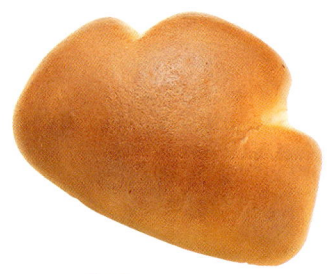

エネルギー	259 kcal
塩分	0.8 g
リン	102 mg
タンパク質	8.8 g
カリウム	102 mg
水分	30.6 g

ジャムパン 1個 110g

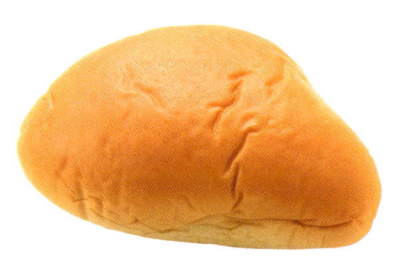

エネルギー	327 kcal
塩分	0.9 g
リン	73 mg
タンパク質	7.3 g
カリウム	105 mg
水分	35.2 g

チョココロネ 1個 80g

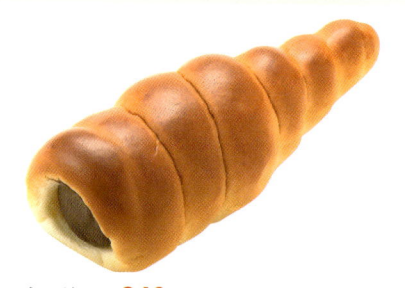

エネルギー	246 kcal
塩分	0.4 g
リン	70 mg
タンパク質	4.0 g
カリウム	120 mg
水分	29.6 g

イーストドーナッツ 1個 50g

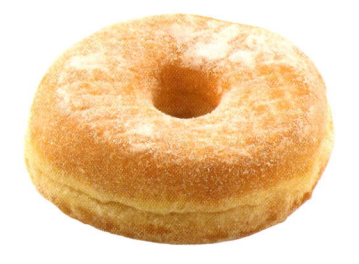

エネルギー	194 kcal
塩分	0.4 g
リン	40 mg
タンパク質	3.6 g
カリウム	55 mg
水分	13.8 g

ケーキドーナッツ 1個 65g

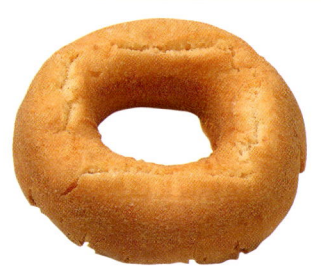

エネルギー	244 kcal
塩分	0.3 g
リン	65 mg
タンパク質	4.6 g
カリウム	78 mg
水分	13.0 g

調味料・香辛料

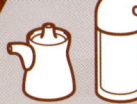

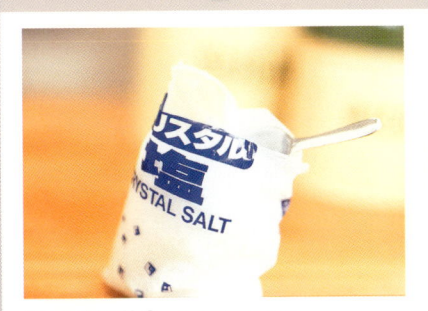

塩／酢／中華風調味料／ドレッシング類

塩

並塩(粗塩) 小さじ1杯 5g
- 塩分 …… 4.8g
- タンパク質 …… 0g
- リン …… 0mg
- エネルギー …… 0kcal
- カリウム …… 8mg
- 水分 …… 0.1g

精製塩 小さじ1杯 6g
- 塩分 …… 5.9g
- タンパク質 …… 0g
- リン …… 0mg
- エネルギー …… 0kcal
- カリウム …… 0mg
- 水分 …… 0g

中華風調味料

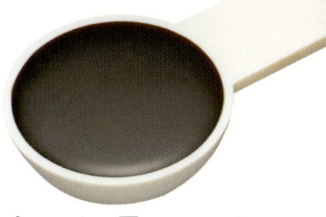

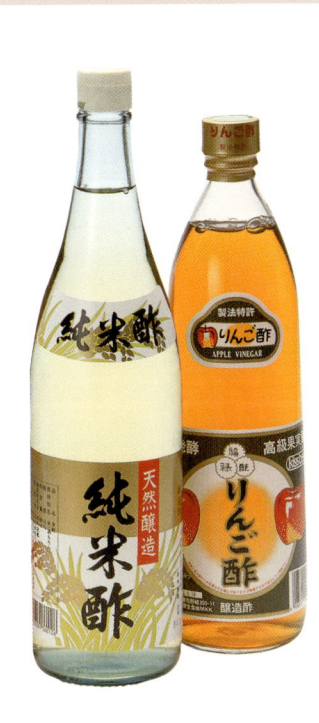

オイスターソース 小さじ1杯 6g
- 塩分 …… 0.7g
- タンパク質 …… 0.5g
- リン …… 7mg
- エネルギー …… 6kcal
- カリウム …… 16mg
- 水分 …… 3.7g

豆板醤(トウバンジャン) 小さじ1杯 7g
- 塩分 …… 1.2g
- タンパク質 …… 0.1g
- リン …… 3mg
- エネルギー …… 4kcal
- カリウム …… 14mg
- 水分 …… 4.9g

ラー油 小さじ1杯 4g
- 塩分 …… 0g
- タンパク質 …… 0g
- リン …… 0mg
- エネルギー …… 37kcal
- カリウム …… 0mg
- 水分 …… 0g

酢

穀物酢 小さじ1杯 5g
- 塩分 …… 0g
- タンパク質 …… 0g
- リン …… 0mg
- エネルギー …… 1kcal
- カリウム …… 0mg
- 水分 …… 4.7g

米酢 小さじ1杯 5g
- 塩分 …… 0g
- タンパク質 …… 0g
- リン …… 1mg
- エネルギー …… 2kcal
- カリウム …… 1mg
- 水分 …… 4.4g

ぶどう酢 小さじ1杯 5g
- 塩分 …… 0g
- タンパク質 …… 0g
- リン …… 0mg
- エネルギー …… 1kcal
- カリウム …… 1mg
- 水分 …… 4.7g

りんご酢 小さじ1杯 5g
- 塩分 …… 0g
- タンパク質 …… 0g
- リン …… 0mg
- エネルギー …… 1kcal
- カリウム …… 3mg
- 水分 …… 4.6g

調味料・香辛料

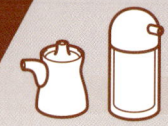

和風調味料

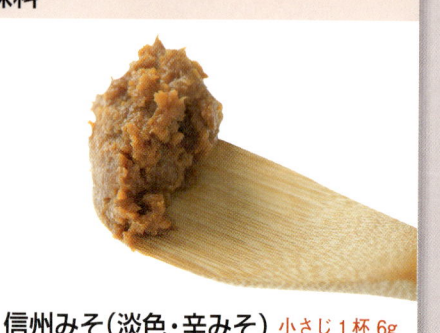

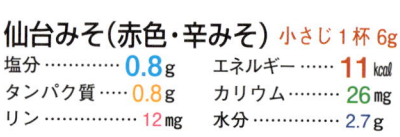

みりん 小さじ1杯 6g
- 塩分 ······ 0g
- タンパク質 ······ 0g
- リン ······ 0mg
- エネルギー ······ 14kcal
- カリウム ······ 0mg
- 水分 ······ 2.8g

みりん風調味料 小さじ1杯 6g
- 塩分 ······ 0g
- タンパク質 ······ 0g
- リン ······ 1mg
- エネルギー ······ 14kcal
- カリウム ······ 0mg
- 水分 ······ 2.6g

清酒 小さじ1杯 5g
- 塩分 ······ 0g
- タンパク質 ······ 0g
- リン ······ 0mg
- エネルギー ······ 5kcal
- カリウム ······ 0mg
- 水分 ······ 4.1g

しょうゆ(こいくち) 小さじ1杯 6g
- 塩分 ······ 0.9g
- タンパク質 ······ 0.5g
- リン ······ 10mg
- エネルギー ······ 4kcal
- カリウム ······ 23mg
- 水分 ······ 4g

しょうゆ(うすくち) 小さじ1杯 6g
- 塩分 ······ 1g
- タンパク質 ······ 0.3g
- リン ······ 8mg
- エネルギー ······ 3kcal
- カリウム ······ 19mg
- 水分 ······ 4.2g

しろしょうゆ 小さじ1杯 6g
- 塩分 ······ 0.9g
- タンパク質 ······ 0.2g
- リン ······ 5mg
- エネルギー ······ 5kcal
- カリウム ······ 6mg
- 水分 ······ 3.8g

信州みそ(淡色・辛みそ) 小さじ1杯 6g
- 塩分 ······ 0.7g
- タンパク質 ······ 0.8g
- リン ······ 10mg
- エネルギー ······ 12kcal
- カリウム ······ 23mg
- 水分 ······ 2.7g

西京みそ(甘みそ) 小さじ1杯 6g
- 塩分 ······ 0.4g
- タンパク質 ······ 0.6g
- リン ······ 8mg
- エネルギー ······ 13kcal
- カリウム ······ 20mg
- 水分 ······ 2.6g

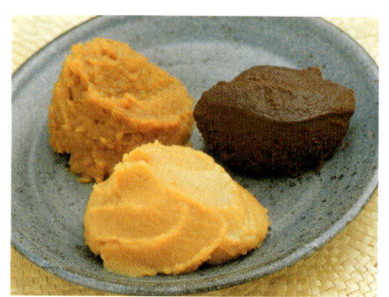

仙台みそ(赤色・辛みそ) 小さじ1杯 6g
- 塩分 ······ 0.8g
- タンパク質 ······ 0.8g
- リン ······ 12mg
- エネルギー ······ 11kcal
- カリウム ······ 26mg
- 水分 ······ 2.7g

八丁みそ(豆みそ) 小さじ1杯 6g
- 塩分 ······ 0.7g
- タンパク質 ······ 1g
- リン ······ 15mg
- エネルギー ······ 13kcal
- カリウム ······ 56mg
- 水分 ······ 2.7g

めんつゆ(ストレート) 小さじ1杯 5g
- 塩分 ······ 0.2g
- タンパク質 ······ 0.1g
- リン ······ 2mg
- エネルギー ······ 2kcal
- カリウム ······ 5mg
- 水分 ······ 4.3g

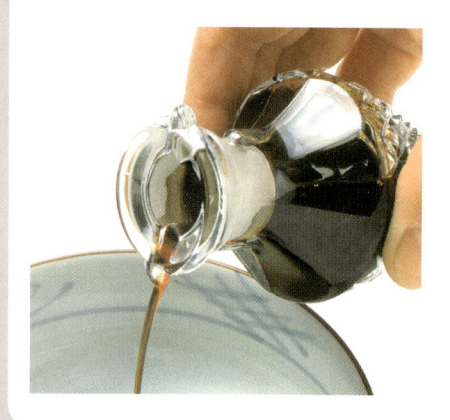

洋風調味料／ドレッシング類

洋風調味料

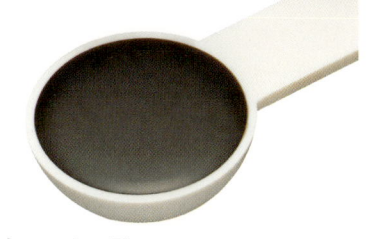

ウスターソース 小さじ1杯 6g
- 塩分 …………… 0.5g
- タンパク質 …… 0.1g
- リン …………… 1mg
- エネルギー …… 7kcal
- カリウム ……… 11mg
- 水分 …………… 3.7g

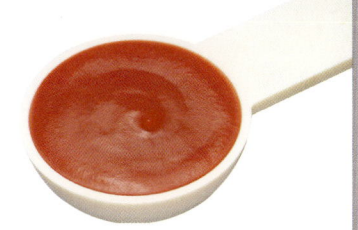

トマトケチャップ 小さじ1杯 5g
- 塩分 …………… 0.2g
- タンパク質 …… 0.1g
- リン …………… 2mg
- エネルギー …… 6kcal
- カリウム ……… 24mg
- 水分 …………… 3.7g

中濃ソース 小さじ1杯 6g
- 塩分 …………… 0.3g
- タンパク質 …… 0g
- リン …………… 1mg
- エネルギー …… 8kcal
- カリウム ……… 13mg
- 水分 …………… 3.6g

トマトピューレー 小さじ1杯 5g
- 塩分 …………… 0g
- タンパク質 …… 0.1g
- リン …………… 2mg
- エネルギー …… 2kcal
- カリウム ……… 25mg
- 水分 …………… 4.3g

とんかつソース 小さじ1杯 6g
- 塩分 …………… 0.3g
- タンパク質 …… 0.1g
- リン …………… 1mg
- エネルギー …… 8kcal
- カリウム ……… 13mg
- 水分 …………… 3.6g

チリソース 小さじ1杯 7g
- 塩分 …………… 0.2g
- タンパク質 …… 0.1g
- リン …………… 2mg
- エネルギー …… 8kcal
- カリウム ……… 35mg
- 水分 …………… 4.7g

ドレッシング類

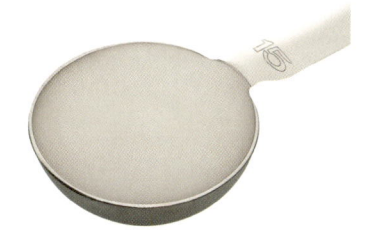

フレンチドレッシング 小さじ1杯 5g
- 塩分 …………… 0.2g
- タンパク質 …… 0g
- リン …………… 0mg
- エネルギー …… 20kcal
- カリウム ……… 0mg
- 水分 …………… 2.4g

サウザンアイランドドレッシング 小さじ1杯 5g
- 塩分 …………… 0.2g
- タンパク質 …… 0.1g
- リン …………… 2mg
- エネルギー …… 21kcal
- カリウム ……… 4mg
- 水分 …………… 2.2g

マヨネーズ（全卵型） 小さじ1杯 4g
- 塩分 …………… 0.1g
- タンパク質 …… 0.1g
- リン …………… 1mg
- エネルギー …… 28kcal
- カリウム ……… 1mg
- 水分 …………… 0.6g

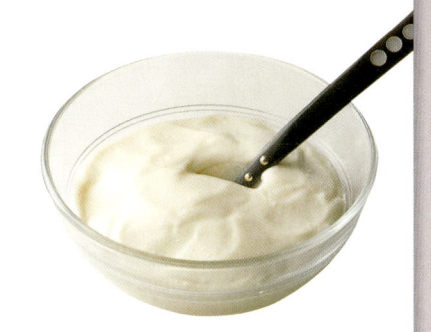

調味料・香辛料

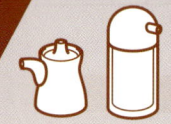

だし汁類

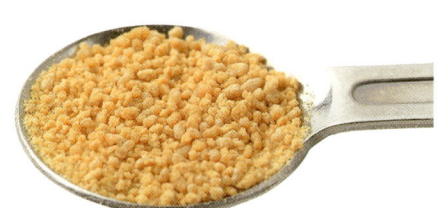

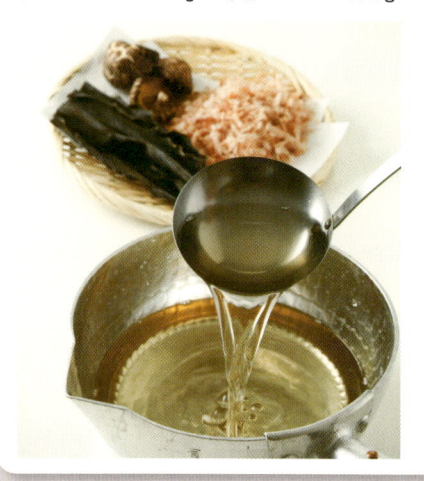

かつお・昆布だし 1/2 カップ 100g
- 塩分　0.1 g
- タンパク質　0.3 g
- リン　13 mg
- エネルギー　2 kcal
- カリウム　63 mg
- 水分　99.2 g

和風だし（顆粒） 小さじ1杯 3g
- 塩分　1.2 g
- タンパク質　0.7 g
- リン　8 mg
- エネルギー　7 kcal
- カリウム　5 mg
- 水分　0 g

固形コンソメ 1個 5g
- 塩分　2.2 g
- タンパク質　0.4 g
- リン　4 mg
- エネルギー　12 kcal
- カリウム　10 mg
- 水分　0 g

かつおだし 1/2 カップ 100g
- 塩分　0.1 g
- タンパク質　0.5 g
- リン　17 mg
- エネルギー　3 kcal
- カリウム　26 mg
- 水分　99.3 g

昆布だし 1/2 カップ 100g
- 塩分　0.2 g
- タンパク質　0.1 g
- リン　6 mg
- エネルギー　4 kcal
- カリウム　140 mg
- 水分　98.5 g

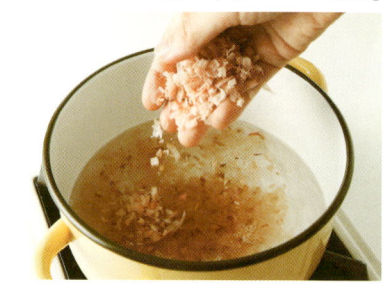

しいたけだし 1/2 カップ 100g
- 塩分　0 g
- タンパク質　0.1 g
- リン　8 mg
- エネルギー　4 kcal
- カリウム　29 mg
- 水分　98.8 g

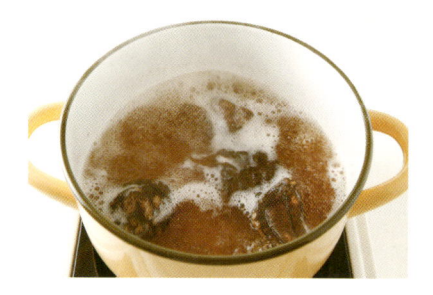

煮干しだし 1/2 カップ 100g
- 塩分　0.1 g
- タンパク質　0.1 g
- リン　7 mg
- エネルギー　1 kcal
- カリウム　25 mg
- 水分　99.7 g

中華だし 1/2 カップ 100g
- 塩分　0.1 g
- タンパク質　0.8 g
- リン　40 mg
- エネルギー　3 kcal
- カリウム　90 mg
- 水分　99 g

洋風だし 1/2 カップ 100g
- 塩分　0.5 g
- タンパク質　1.3 g
- リン　37 mg
- エネルギー　6 kcal
- カリウム　110 mg
- 水分　97.8 g

資料編 1

使いやすい

1kcalあたりでわかる食品の栄養成分値

1kcalあたり（場合によっては100gあたり）の各栄養成分値を、タンパク質量が少ない順や、カリウム量が少ない順に掲載してあります。「タンパク質が少ない」あるいは「カリウムが少ない」食品を選ぶ際に便利です。

穀類（タンパク質の少ない順）

エネルギー 1kcal あたりの成分値

同じエネルギーをとろうとするときに、タンパク質の少ない食品がわかる

タンパク質が少ない順に掲載

赤文字は、含有量の多い上位3つの数値です

食品名	タンパク質	塩分	カリウム	リン	水分
白米ご飯	0.01 g	0.00 g	0.17 mg	0.20 mg	0.36 g
胚芽米ご飯	0.02 g	0.00 g	0.31 mg	0.41 mg	0.36 g
玄米ご飯	0.02 g	0.00 g	0.58 mg	0.79 mg	0.36 g
米	0.02 g	0.00 g	0.25 mg	0.26 mg	0.04 g
クロワッサン	0.02 g	0.00 g	0.20 mg	0.15 mg	0.04 g
切りもち	0.02 g	0.00 g	0.28 mg	0.33 mg	0.19 g
ビーフン（乾燥）	0.02 g	0.00 g	0.09 mg	0.16 mg	0.03 g
コーンフレーク	0.02 g	0.01 g	0.25 mg	0.12 mg	0.01 g
赤飯	0.02 g	0.00 g	0.42 mg	0.29 mg	0.28 g
小麦粉	0.02 g	0.00 g	0.33 mg	0.19 mg	0.04 g
うどん（干し）	0.02 g	0.01 g	0.37 mg	0.20 mg	0.04 g
うどん（ゆで）	0.02 g	0.00 g	0.09 mg	0.17 mg	0.71 g
そうめん（乾燥）	0.03 g	0.01 g	0.34 mg	0.20 mg	0.04 g
中華麺（蒸し）	0.03 g	0.00 g	0.43 mg	0.51 mg	0.27 g
ぶどうパン	0.03 g	0.00 g	0.78 mg	0.32 mg	0.13 g
中華麺（生）	0.03 g	0.00 g	1.25 mg	0.21 mg	0.12 g
バターロール	0.03 g	0.00 g	0.35 mg	0.31 mg	0.10 g
フランスパン	0.03 g	0.01 g	0.39 mg	0.26 mg	0.11 g
スパゲティ（乾燥）	0.03 g	0.00 g	0.53 mg	0.34 mg	0.03 g
食パン	0.04 g	0.00 g	0.37 mg	0.31 mg	0.14 g
そば（ゆで）	0.04 g	0.00 g	0.26 mg	0.61 mg	0.52 g
パン粉	0.04 g	0.00 g	0.40 mg	0.35 mg	0.04 g
そば（干し）	0.04 g	0.01 g	0.76 mg	0.67 mg	0.04 g

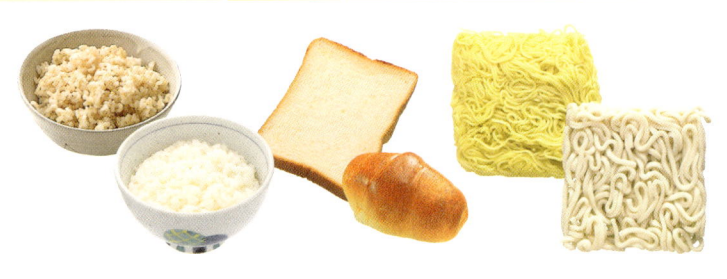

肉とその加工品（タンパク質の少ない順）

エネルギー 1kcal あたりの成分値

同じエネルギーをとろうとするときに、タンパク質の少ない食品がわかる

↓ タンパク質が少ない順に掲載

赤文字は、含有量の多い上位5つの数値です

食品名	タンパク質	塩分	カリウム	リン	水分
牛バラ肉（和牛・脂身つき）	0.02 g	0.00 g	0.31 mg	0.17 mg	0.07 g
ベーコン	0.03 g	0.00 g	0.52 mg	0.57 mg	0.11 g
牛肩ロース肉（和牛・脂身つき）	0.03 g	0.00 g	0.51 mg	0.29 mg	0.12 g
レバーペースト	0.03 g	0.01 g	0.42 mg	0.69 mg	0.12 g
豚バラ肉	0.04 g	0.00 g	0.65 mg	0.36 mg	0.13 g
牛バラ肉（輸入牛・脂身つき）	0.04 g	0.00 g	0.62 mg	0.35 mg	0.14 g
ウインナーソーセージ	0.04 g	0.00 g	0.56 mg	0.59 mg	0.17 g
フランクフルトソーセージ	0.04 g	0.01 g	0.67 mg	0.57 mg	0.18 g
かも肉（合いがも）	0.04 g	0.00 g	0.66 mg	0.39 mg	0.17 g
ソフトサラミソーセージ	0.05 g	0.01 g	0.74 mg	0.65 mg	0.14 g
牛タン	0.06 g	0.00 g	0.74 mg	0.52 mg	0.23 g
豚ロース肉（脂身つき）	0.07 g	0.00 g	1.18 mg	0.68 mg	0.23 g
牛肩ロース肉（輸入牛・脂身つき）	0.07 g	0.00 g	1.25 mg	0.63 mg	0.27 g
牛もも肉（和牛・脂身つき）	0.08 g	0.00 g	1.26 mg	0.65 mg	0.25 g
鶏もも肉（皮つき）	0.08 g	0.00 g	1.35 mg	0.80 mg	0.35 g
豚ひき肉	0.08 g	0.00 g	1.40 mg	0.77 mg	0.30 g
ロースハム	0.08 g	0.01 g	1.33 mg	1.73 mg	0.33 g
合いびき肉（牛50％、豚50％）	0.08 g	0.00 g	1.39 mg	0.76 mg	0.29 g
牛ひき肉	0.08 g	0.00 g	1.38 mg	0.76 mg	0.29 g
牛ヒレ肉（和牛）	0.09 g	0.00 g	1.52 mg	0.81 mg	0.29 g
ショルダーベーコン	0.09 g	0.01 g	1.29 mg	1.56 mg	0.35 g
生ハム（長期熟成）	0.10 g	0.02 g	1.79 mg	0.75 mg	0.18 g
コンビーフ（缶詰）	0.10 g	0.01 g	0.54 mg	0.59 mg	0.31 g
鶏胸肉（皮つき）	0.10 g	0.00 g	1.57 mg	0.89 mg	0.36 g
焼き鳥缶詰	0.10 g	0.01 g	1.13 mg	0.42 mg	0.35 g
ローストビーフ	0.11 g	0.00 g	1.33 mg	1.02 mg	0.33 g
焼き豚	0.11 g	0.01 g	1.69 mg	1.51 mg	0.37 g
牛もも肉（輸入牛・脂身つき）	0.12 g	0.00 g	1.87 mg	0.99 mg	0.37 g
牛肉大和煮缶詰	0.12 g	0.01 g	1.15 mg	0.71 mg	0.41 g
鶏ひき肉	0.13 g	0.00 g	1.63 mg	0.54 mg	0.42 g
プレスハム	0.13 g	0.02 g	1.27 mg	2.20 mg	0.62 g

食品名	タンパク質	塩分	カリウム	リン	水分
豚もも肉(皮下脂肪なし)	0.15 g	0.00 g	2.43 mg	1.42 mg	0.48 g
牛レバー	0.15 g	0.00 g	2.27 mg	2.50 mg	0.54 g
牛ヒレ肉(輸入牛)	0.15 g	0.00 g	2.78 mg	1.35 mg	0.55 g
ボンレスハム	0.16 g	0.02 g	2.20 mg	2.88 mg	0.61 g
豚レバー	0.16 g	0.00 g	2.27 mg	2.66 mg	0.56 g
鶏レバー	0.17 g	0.00 g	2.97 mg	2.70 mg	0.68 g
馬肉	0.18 g	0.00 g	2.73 mg	1.55 mg	0.69 g
砂肝	0.19 g	0.00 g	2.45 mg	1.49 mg	0.84 g
豚ヒレ肉	0.20 g	0.00 g	3.57 mg	2.00 mg	0.64 g
ささ身	0.22 g	0.00 g	4.00 mg	2.10 mg	0.71 g
ゼラチン	0.25 g	0.00 g	0.02 mg	0.02 mg	0.03 g

魚介とその加工品（タンパク質の少ない順）

エネルギー 1kcal あたりの成分値

同じエネルギーをとろうとするときに、タンパク質の少ない食品がわかる

タンパク質が少ない順に掲載

赤文字は、含有量の多い上位5つの数値です

食品名	タンパク質	塩分	カリウム	リン	水分
きんき	0.05 g	0.00 g	0.95 mg	0.50 mg	0.24 g
さば（輸入）	0.05 g	0.00 g	0.98 mg	0.64 mg	0.17 g
さんまみりん干し	0.06 g	0.01 g	0.90 mg	0.61 mg	0.06 g
銀だら	0.06 g	0.00 g	1.50 mg	0.77 mg	0.31 g
さんま	0.06 g	0.00 g	0.65 mg	0.58 mg	0.18 g
まぐろ（くろまぐろ・大トロ）	0.06 g	0.00 g	0.69 mg	0.54 mg	0.15 g
たちうお	0.06 g	0.00 g	1.09 mg	0.68 mg	0.23 g
まぐろ油漬け缶（缶汁を含めない）	0.07 g	0.00 g	0.86 mg	0.60 mg	0.22 g
さんま開き干し	0.07 g	0.00 g	1.00 mg	0.54 mg	0.23 g
はまち	0.08 g	0.00 g	1.21 mg	0.78 mg	0.24 g
うなぎ（蒲焼き）	0.08 g	0.00 g	1.02 mg	1.02 mg	0.17 g
にしん	0.08 g	0.00 g	1.62 mg	1.11 mg	0.31 g
ぶり	0.08 g	0.00 g	1.48 mg	0.51 mg	0.23 g
ししゃも（子持ち・カラフトししゃも）	0.09 g	0.01 g	1.13 mg	2.03 mg	0.39 g
むつ	0.09 g	0.00 g	2.06 mg	0.95 mg	0.37 g
さつま揚げ	0.09 g	0.01 g	0.43 mg	0.50 mg	0.49 g

食品名	タンパク質	塩分	カリウム	リン	水分
いわし（まいわし）	0.09 g	0.00 g	1.43 mg	1.06 mg	0.30 g
銀ざけ（生）	0.10 g	0.00 g	1.72 mg	1.42 mg	0.32 g
キングサーモン	0.10 g	0.00 g	1.90 mg	1.25 mg	0.33 g
まながつお	0.10 g	0.00 g	2.11 mg	1.09 mg	0.40 g
こはだ（酢じめ）	0.10 g	0.01 g	0.62 mg	0.88 mg	0.32 g
焼きちくわ	0.10 g	0.02 g	0.79 mg	0.91 mg	0.58 g
まぐろ（くろまぐろ・中トロ）	0.10 g	0.00 g	1.33 mg	0.98 mg	0.26 g
はんぺん	0.11 g	0.02 g	1.70 mg	1.17 mg	0.81 g
つみれ	0.11 g	0.01 g	1.59 mg	1.06 mg	0.67 g
あなご	0.11 g	0.00 g	2.30 mg	1.30 mg	0.45 g
しじみ	0.11 g	0.00 g	1.29 mg	1.69 mg	1.73 g
かき（むき身）	0.11 g	0.02 g	3.17 mg	1.67 mg	1.42 g
いぼだい	0.11 g	0.00 g	1.88 mg	1.07 mg	0.50 g
きんめだい	0.11 g	0.00 g	2.06 mg	3.06 mg	0.45 g
たい（まだい・養殖）	0.11 g	0.00 g	2.42 mg	1.24 mg	0.34 g
さわら	0.11 g	0.00 g	2.77 mg	1.24 mg	0.39 g
鮎（養殖）	0.12 g	0.00 g	2.37 mg	2.11 mg	0.47 g
イクラ	0.12 g	0.01 g	0.77 mg	1.95 mg	0.18 g
あじの開き干し	0.12 g	0.01 g	1.85 mg	1.31 mg	0.41 g
さけ水煮缶（缶汁を含めない）	0.12 g	0.00 g	1.71 mg	1.82 mg	0.40 g
板かまぼこ	0.13 g	0.03 g	1.16 mg	0.63 mg	0.78 g
かます	0.13 g	0.00 g	2.16 mg	0.95 mg	0.49 g
かじき（めかじき）	0.13 g	0.00 g	3.05 mg	1.77 mg	0.52 g
いか塩辛	0.13 g	0.06 g	1.45 mg	1.79 mg	0.58 g
いわしみりん干し（かたくちいわし）	0.13 g	0.01 g	1.24 mg	1.94 mg	0.05 g
うに	0.13 g	0.01 g	2.83 mg	3.25 mg	0.62 g
かに風味かまぼこ	0.13 g	0.02 g	0.84 mg	0.86 mg	0.84 g
いさき	0.14 g	0.00 g	2.36 mg	1.73 mg	0.60 g
子持ちがれい	0.14 g	0.00 g	2.03 mg	1.40 mg	0.51 g
ます（カラフトます）	0.14 g	0.00 g	2.60 mg	1.69 mg	0.46 g
ムール貝	0.15 g	0.02 g	3.29 mg	2.29 mg	1.18 g
新巻きざけ	0.15 g	0.02 g	2.47 mg	1.49 mg	0.44 g
とり貝	0.15 g	0.00 g	1.74 mg	1.40 mg	0.91 g
はも（骨切りしたもの）	0.15 g	0.00 g	3.13 mg	1.94 mg	0.49 g
にじます	0.16 g	0.00 g	2.91 mg	1.89 mg	0.59 g
はまぐり	0.16 g	0.05 g	4.21 mg	2.53 mg	2.34 g
すずき	0.16 g	0.00 g	3.01 mg	1.71 mg	0.61 g
かんぱち	0.16 g	0.00 g	3.80 mg	2.09 mg	0.57 g
紅ざけ	0.16 g	0.00 g	2.75 mg	1.88 mg	0.52 g

食品名	タンパク質	塩分	カリウム	リン	水分
めばる	0.17 g	0.00 g	3.21 mg	1.83 mg	0.71 g
あまだい	0.17 g	0.00 g	3.19 mg	1.68 mg	0.68 g
辛子明太子	0.17 g	0.04 g	1.43 mg	2.30 mg	0.53 g
生ざけ（白ざけ）	0.17 g	0.00 g	2.63 mg	1.80 mg	0.54 g
ひらめ（養殖）	0.17 g	0.00 g	3.47 mg	1.94 mg	0.60 g
あじ	0.17 g	0.00 g	3.06 mg	1.90 mg	0.61 g
たらこ	0.17 g	0.03 g	2.14 mg	2.79 mg	0.47 g
あわび	0.17 g	0.01 g	2.74 mg	1.37 mg	1.12 g
ほたて貝（ゆで／むき身）	0.18 g	0.01 g	3.30 mg	2.50 mg	0.77 g
あさり水煮缶（缶汁を含めない）	0.18 g	0.01 g	0.08 mg	2.28 mg	0.64 g
あおやぎ	0.18 g	0.01 g	3.61 mg	2.46 mg	1.39 g
あこうだい	0.18 g	0.00 g	3.33 mg	1.83 mg	0.86 g
ほたて貝の貝柱	0.18 g	0.00 g	4.33 mg	2.68 mg	0.78 g
わかさぎ	0.19 g	0.01 g	1.56 mg	4.55 mg	1.06 g
いわし丸干し	0.19 g	0.02 g	3.43 mg	3.81 mg	0.17 g
しゃこ（ゆで）	0.20 g	0.01 g	2.35 mg	2.55 mg	0.79 g
ちりめんじゃこ（しらす干し・半乾燥品）	0.20 g	0.03 g	2.38 mg	4.17 mg	0.22 g
したびらめ（下処理したもの）	0.20 g	0.00 g	3.23 mg	1.67 mg	0.81 g
あさり	0.20 g	0.07 g	4.67 mg	2.83 mg	3.01 g
干し貝柱（ほたて貝）	0.20 g	0.02 g	2.52 mg	1.89 mg	0.05 g
しらす干し	0.20 g	0.04 g	1.86 mg	4.16 mg	0.62 g
いか（するめいか）	0.21 g	0.01 g	3.07 mg	2.84 mg	0.90 g
さより	0.21 g	0.01 g	3.05 mg	2.00 mg	0.82 g
かれい（まがれい）	0.21 g	0.00 g	3.47 mg	2.11 mg	0.82 g
さくらえび（素干し）	0.21 g	0.01 g	3.85 mg	3.85 mg	0.06 g
いいだこ	0.21 g	0.01 g	2.86 mg	2.71 mg	1.19 g
まぐろ（くろまぐろ・赤身）	0.21 g	0.00 g	3.04 mg	2.16 mg	0.56 g
さざえ	0.22 g	0.01 g	2.81 mg	1.57 mg	0.88 g
たこ（まだこ・ゆで）	0.22 g	0.01 g	2.42 mg	1.21 mg	0.77 g
毛がに	0.22 g	0.01 g	4.72 mg	3.61 mg	1.14 g
たらばがに	0.22 g	0.02 g	4.75 mg	3.73 mg	1.44 g
車えび	0.22 g	0.00 g	4.43 mg	3.20 mg	0.78 g
ブラックタイガー（無頭）	0.22 g	0.00 g	2.80 mg	2.56 mg	0.97 g
芝えび	0.23 g	0.01 g	3.13 mg	3.25 mg	0.96 g
まぐろ水煮缶（缶汁を含めない）	0.23 g	0.01 g	3.24 mg	2.25 mg	1.15 g
きす（背開き）	0.23 g	0.00 g	4.12 mg	2.59 mg	0.93 g
かつお（春）	0.23 g	0.00 g	3.77 mg	2.46 mg	0.63 g
ふぐ（とらふぐ・養殖）	0.23 g	0.00 g	5.06 mg	2.94 mg	0.93 g
あまえび	0.23 g	0.01 g	3.56 mg	2.76 mg	0.90 g

食品名	タンパク質	塩分	カリウム	リン	水分
大正えび（無頭）	0.23 g	0.01 g	3.79 mg	3.16 mg	0.80 g
たら（生だら）	0.23 g	0.00 g	4.55 mg	2.99 mg	1.05 g

卵・牛乳・乳製品（タンパク質の少ない順）

エネルギー 1kcal あたりの成分値

同じエネルギーをとろうとするときに、タンパク質の少ない食品がわかる

タンパク質が少ない順に掲載

赤文字は、含有量の多い上位3つの数値です

食品名	タンパク質	塩分	カリウム	リン	水分
生クリーム（乳脂肪）	0.00 g	0.00 g	0.18 mg	0.12 mg	0.11 g
コンデンスミルク	0.02 g	0.00 g	1.21 mg	0.73 mg	0.08 g
クリームチーズ	0.02 g	0.00 g	0.20 mg	0.25 mg	0.16 g
コーヒーホワイトナー（乳脂肪）	0.02 g	0.00 g	0.26 mg	0.71 mg	0.33 g
加工乳（濃厚）	0.05 g	0.00 g	2.33 mg	1.37 mg	1.18 g
普通牛乳	0.05 g	0.00 g	2.24 mg	1.39 mg	1.30 g
ヨーグルト（全脂無糖）	0.06 g	0.00 g	2.74 mg	1.61 mg	1.41 g
うずらの卵水煮缶	0.06 g	0.00 g	0.15 mg	0.88 mg	0.40 g
チェダーチーズ	0.06 g	0.00 g	0.20 mg	1.18 mg	0.08 g
カマンベールチーズ	0.06 g	0.01 g	0.39 mg	1.06 mg	0.17 g
エメンタールチーズ	0.06 g	0.00 g	0.26 mg	1.68 mg	0.08 g
ヨーグルト（脱脂加糖）	0.06 g	0.00 g	2.24 mg	1.49 mg	1.23 g
プロセスチーズ	0.07 g	0.01 g	0.18 mg	2.15 mg	0.13 g
うずらの卵（生）	0.07 g	0.00 g	0.84 mg	1.23 mg	0.41 g
鶏卵	0.08 g	0.00 g	0.86 mg	1.19 mg	0.50 g
粉チーズ（パルメザン）	0.09 g	0.01 g	0.25 mg	1.79 mg	0.03 g

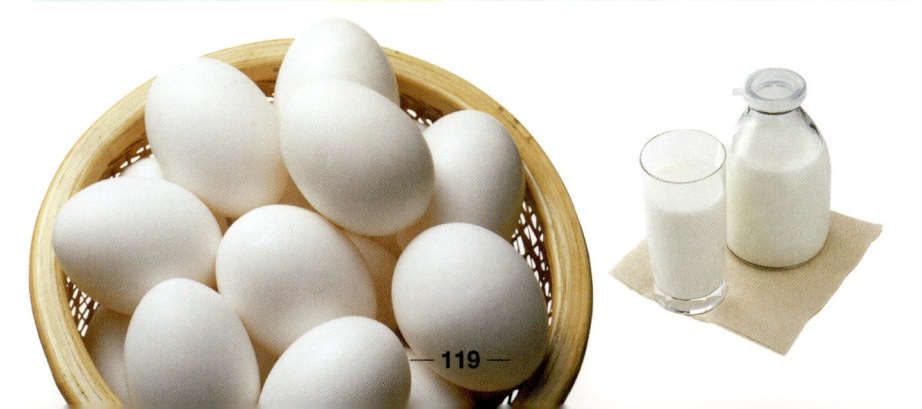

豆・豆製品（タンパク質の少ない順）

エネルギー 1kcal あたりの成分値

同じエネルギーをとろうとするときに、タンパク質の少ない食品がわかる

タンパク質が少ない順に掲載

赤文字は、含有量の多い上位3つの数値です

食品名	タンパク質	塩分	カリウム	リン	水分
ゆであずき（砂糖入り・缶詰）	0.02 g	0.00 g	0.73 mg	0.37 mg	0.21 g
つぶあん（あずき）	0.02 g	0.00 g	0.66 mg	0.30 mg	0.16 g
うぐいす豆	0.02 g	0.00 g	0.42 mg	0.54 mg	0.17 g
うずら豆	0.03 g	0.00 g	0.97 mg	0.42 mg	0.17 g
おたふく豆	0.03 g	0.00 g	0.44 mg	0.56 mg	0.15 g
油揚げ	0.05 g	0.00 g	0.14 mg	0.60 mg	0.11 g
ひよこ豆（乾）	0.05 g	0.00 g	3.21 mg	0.72 mg	0.03 g
おから	0.05 g	0.00 g	3.15 mg	0.89 mg	0.68 g
いんげん豆（乾燥）	0.06 g	0.00 g	4.50 mg	1.20 mg	0.05 g
あずき（乾燥）	0.06 g	0.00 g	4.42 mg	1.03 mg	0.05 g
こしあん（あずき）	0.06 g	0.00 g	0.39 mg	0.55 mg	0.40 g
がんもどき	0.07 g	0.00 g	0.35 mg	0.88 mg	0.28 g
ささげ（乾燥）	0.07 g	0.00 g	4.17 mg	1.19 mg	0.05 g
厚揚げ	0.07 g	0.00 g	0.80 mg	1.00 mg	0.51 g
グリンピース（生）	0.07 g	0.00 g	3.66 mg	1.29 mg	0.82 g
豆乳	0.08 g	0.00 g	4.13 mg	1.07 mg	1.97 g
きな粉	0.08 g	0.00 g	4.35 mg	1.19 mg	0.01 g
納豆	0.08 g	0.00 g	3.30 mg	0.95 mg	0.30 g
枝豆（生）	0.09 g	0.00 g	4.37 mg	1.26 mg	0.53 g
絹ごし豆腐	0.09 g	0.00 g	2.68 mg	1.45 mg	1.60 g
大豆（ゆで）	0.09 g	0.00 g	3.17 mg	1.06 mg	0.35 g
木綿豆腐	0.09 g	0.00 g	1.94 mg	1.53 mg	1.21 g
高野豆腐	0.09 g	0.00 g	0.06 mg	1.66 mg	0.02 g
そら豆（生）	0.10 g	0.00 g	4.07 mg	2.04 mg	0.67 g

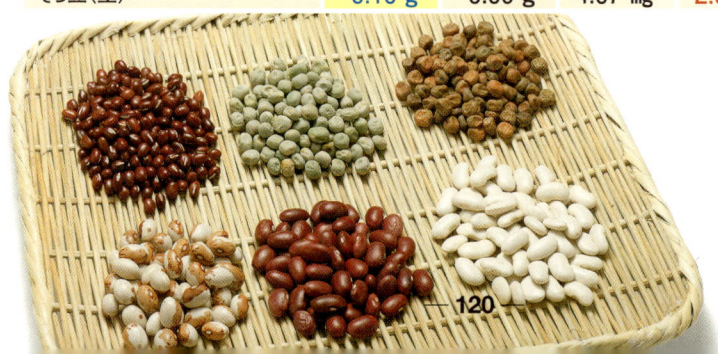

野菜Ⅰ（カリウムの少ない順）

エネルギー 1kcal あたりの成分値

同じエネルギーをとろうとするときに、カリウムが少ない食品がわかる

カリウムが少ない順に掲載

赤文字は、含有量の多い上位5つの数値です

食品名	タンパク質	塩分	カリウム	リン	水分
とうもろこし（ホール・缶詰）	0.03 g	0.01 g	1.59 mg	0.49 mg	0.96 g
とうもろこし（生）	0.04 g	0.00 g	3.15 mg	1.09 mg	0.84 g
スナップえんどう	0.07 g	0.00 g	3.72 mg	1.44 mg	2.01 g
にんにく	0.04 g	0.00 g	3.96 mg	1.12 mg	0.49 g
玉ねぎ（生）	0.03 g	0.00 g	4.05 mg	0.89 mg	2.42 g
貝割れ大根	0.10 g	0.00 g	4.71 mg	2.90 mg	4.45 g
ごぼう（生）	0.03 g	0.00 g	4.92 mg	0.95 mg	1.26 g
もやし（緑豆）（生）	0.12 g	0.00 g	4.93 mg	1.79 mg	6.81 g
かぼちゃ（西洋かぼちゃ）	0.02 g	0.00 g	4.95 mg	0.47 mg	0.84 g
さやえんどう（生）	0.09 g	0.00 g	5.56 mg	1.75 mg	2.46 g
長ねぎ	0.02 g	0.00 g	6.43 mg	0.93 mg	3.28 g
れんこん（生）	0.03 g	0.00 g	6.67 mg	1.12 mg	1.23 g
にんじん（生）	0.02 g	0.00 g	7.30 mg	0.65 mg	2.42 g
アスパラガス（ホワイト・缶詰）	0.11 g	0.04 g	7.73 mg	1.86 mg	4.18 g
ピーマン	0.04 g	0.00 g	8.64 mg	1.00 mg	4.25 g
オクラ（生）	0.07 g	0.00 g	8.67 mg	1.93 mg	3.01 g
キャベツ（生）	0.06 g	0.00 g	8.70 mg	1.17 mg	4.03 g
しょうが	0.03 g	0.00 g	9.00 mg	0.83 mg	3.05 g
なす（生）	0.05 g	0.00 g	10.00 mg	1.36 mg	4.24 g
ミニトマト	0.04 g	0.00 g	10.00 mg	1.00 mg	3.14 g
ブロッコリー（生）	0.13 g	0.00 g	10.91 mg	2.70 mg	2.70 g
トマト	0.04 g	0.00 g	11.05 mg	1.37 mg	4.95 g
さやいんげん（生）	0.08 g	0.00 g	11.30 mg	1.78 mg	4.01 g
切り干し大根	0.02 g	0.00 g	11.47 mg	0.75 mg	0.06 g
かぶ（根・生）	0.03 g	0.00 g	11.90 mg	1.19 mg	4.47 g
トマト缶（ホール）	0.05 g	0.04 g	12.00 mg	1.30 mg	4.67 g
アスパラガス（グリーン・生）	0.12 g	0.00 g	12.27 mg	2.73 mg	4.21 g
ししとうがらし（生）	0.07 g	0.00 g	12.59 mg	1.26 mg	3.39 g
大根（生）	0.02 g	0.00 g	12.78 mg	0.94 mg	5.26 g
しそ	0.11 g	0.00 g	13.51 mg	1.89 mg	2.34 g
きゅうり	0.07 g	0.00 g	14.29 mg	2.57 mg	6.81 g

食品名	タンパク質	塩分	カリウム	リン	水分
カリフラワー(生)	0.11 g	0.00 g	15.19 mg	2.52 mg	3.36 g
ゴーヤ	0.06 g	0.00 g	15.29 mg	1.82 mg	5.55 g
たけのこ(ゆで)	0.12 g	0.00 g	15.67 mg	2.00 mg	3.00 g
白菜(生)	0.06 g	0.00 g	15.71 mg	2.36 mg	6.80 g
レタス	0.05 g	0.00 g	16.67 mg	1.83 mg	7.99 g
みょうが	0.08 g	0.00 g	17.50 mg	1.00 mg	7.97 g
京菜(水菜)(生)	0.10 g	0.00 g	20.87 mg	2.78 mg	3.97 g
春菊(生)	0.10 g	0.01 g	20.91 mg	2.00 mg	4.17 g
クレソン	0.14 g	0.01 g	22.00 mg	3.80 mg	6.27 g
にら(生)	0.08 g	0.00 g	24.29 mg	1.48 mg	4.41 g
根三つ葉(生)	0.10 g	0.00 g	25.00 mg	3.20 mg	4.64 g
セロリ	0.07 g	0.01 g	27.33 mg	2.60 mg	6.31 g
青梗菜(生)	0.07 g	0.01 g	28.89 mg	3.00 mg	10.67 g
サラダ菜	0.12 g	0.00 g	29.29 mg	3.50 mg	6.78 g
ほうれん草(生)	0.11 g	0.00 g	34.50 mg	2.35 mg	4.62 g
小松菜(生)	0.11 g	0.00 g	35.71 mg	3.21 mg	6.72 g

野菜 II（タンパク質の少ない順）

エネルギー 1kcal あたりの成分値

同じエネルギーをとろうとするときに、タンパク質が少ない食品がわかる

タンパク質が少ない順に掲載

赤文字は、含有量の多い上位5つの数値です

食品名	タンパク質	塩分	カリウム	リン	水分
にんじん（生）	0.02 g	0.00 g	7.30 mg	0.65 mg	2.42 g
長ねぎ	0.02 g	0.00 g	6.43 mg	0.93 mg	3.28 g
切り干し大根	0.02 g	0.00 g	11.47 mg	0.75 mg	0.06 g
かぼちゃ（西洋かぼちゃ）	0.02 g	0.00 g	4.95 mg	0.47 mg	0.84 g
大根（生）	0.02 g	0.00 g	12.78 mg	0.94 mg	5.26 g
玉ねぎ（生）	0.03 g	0.00 g	4.05 mg	0.89 mg	2.42 g
ごぼう（生）	0.03 g	0.00 g	4.92 mg	0.95 mg	1.26 g
とうもろこし（ホール・缶詰）	0.03 g	0.01 g	1.59 mg	0.49 mg	0.96 g
かぶ（根・生）	0.03 g	0.00 g	11.90 mg	1.19 mg	4.47 g
れんこん（生）	0.03 g	0.00 g	6.67 mg	1.12 mg	1.23 g
しょうが	0.03 g	0.00 g	9.00 mg	0.83 mg	3.05 g

食品名	タンパク質	塩分	カリウム	リン	水分
トマト	0.04 g	0.00 g	11.05 mg	1.37 mg	4.95 g
ミニトマト	0.04 g	0.00 g	10.00 mg	1.00 mg	3.14 g
とうもろこし（生）	0.04 g	0.00 g	3.15 mg	1.09 mg	0.84 g
ピーマン	0.04 g	0.00 g	8.64 mg	1.00 mg	4.25 g
にんにく	0.04 g	0.00 g	3.96 mg	1.12 mg	0.49 g
トマト缶（ホール）	0.05 g	0.04 g	12.00 mg	1.30 mg	4.67 g
レタス	0.05 g	0.00 g	16.67 mg	1.83 mg	7.99 g
なす（生）	0.05 g	0.00 g	10.00 mg	1.36 mg	4.24 g
キャベツ（生）	0.06 g	0.00 g	8.70 mg	1.17 mg	4.03 g
白菜（生）	0.06 g	0.00 g	15.71 mg	2.36 mg	6.80 g
ゴーヤ	0.06 g	0.00 g	15.29 mg	1.82 mg	5.55 g
青梗菜（生）	0.07 g	0.01 g	28.89 mg	3.00 mg	10.67 g
セロリ	0.07 g	0.01 g	27.33 mg	2.60 mg	6.31 g
スナップえんどう	0.07 g	0.00 g	3.72 mg	1.44 mg	2.01 g
オクラ（生）	0.07 g	0.00 g	8.67 mg	1.93 mg	3.01 g
ししとうがらし（生）	0.07 g	0.00 g	12.59 mg	1.26 mg	3.39 g
きゅうり	0.07 g	0.00 g	14.29 mg	2.57 mg	6.81 g
みょうが	0.08 g	0.00 g	17.50 mg	1.00 mg	7.97 g
さやいんげん（生）	0.08 g	0.00 g	11.30 mg	1.78 mg	4.01 g
にら（生）	0.08 g	0.00 g	24.29 mg	1.48 mg	4.41 g
さやえんどう（生）	0.09 g	0.00 g	5.56 mg	1.75 mg	2.46 g
根三つ葉（生）	0.10 g	0.00 g	25.00 mg	3.20 mg	4.64 g
京菜（水菜）（生）	0.10 g	0.00 g	20.87 mg	2.78 mg	3.97 g
貝割れ大根	0.10 g	0.00 g	4.71 mg	2.90 mg	4.45 g
春菊（生）	0.10 g	0.01 g	20.91 mg	2.00 mg	4.17 g
しそ	0.11 g	0.00 g	13.51 mg	1.89 mg	2.34 g
小松菜（生）	0.11 g	0.00 g	35.71 mg	3.21 mg	6.72 g
アスパラガス（ホワイト・缶詰）	0.11 g	0.04 g	7.73 mg	1.86 mg	4.18 g
ほうれん草（生）	0.11 g	0.00 g	34.50 mg	2.35 mg	4.62 g
カリフラワー（生）	0.11 g	0.00 g	15.19 mg	2.52 mg	3.36 g
たけのこ（ゆで）	0.12 g	0.00 g	15.67 mg	2.00 mg	3.00 g
アスパラガス（グリーン・生）	0.12 g	0.00 g	12.27 mg	2.73 mg	4.21 g
サラダ菜	0.12 g	0.00 g	29.29 mg	3.50 mg	6.78 g
もやし（緑豆）（生）	0.12 g	0.00 g	4.93 mg	1.79 mg	6.81 g
ブロッコリー（生）	0.13 g	0.00 g	10.91 mg	2.70 mg	2.70 g
クレソン	0.14 g	0.01 g	22.00 mg	3.80 mg	6.27 g

野菜 III （カリウムの少ない順）

重量 100g あたりの成分値

同じ重量をとろうとするときに、カリウムが少ない食品がわかる

カリウムが少ない順に掲載

赤文字は、含有量の多い上位5つの数値です

食品名	エネルギー	タンパク質	塩分	カリウム	リン	水分
もやし（緑豆）（生）	14 kcal	1.7 g	0 g	69 mg	25 mg	95.4 g
貝割れ大根	21 kcal	2.1 g	0 g	99 mg	61 mg	93.4 g
とうもろこし（ホール・缶詰）	82 kcal	2.3 g	0.5 g	130 mg	40 mg	78.4 g
玉ねぎ（生）	37 kcal	1 g	0 g	150 mg	33 mg	89.7 g
スナップえんどう	43 kcal	2.9 g	0 g	160 mg	62 mg	86.6 g
アスパラガス（ホワイト・缶詰）	22 kcal	2.4 g	0.9 g	170 mg	41 mg	91.9 g
長ねぎ	28 kcal	0.5 g	0 g	180 mg	26 mg	91.7 g
ピーマン	22 kcal	0.9 g	0 g	190 mg	22 mg	93.4 g
さやえんどう（生）	36 kcal	3.1 g	0 g	200 mg	63 mg	88.6 g
きゅうり	14 kcal	1 g	0 g	200 mg	36 mg	95.4 g
キャベツ（生）	23 kcal	1.3 g	0 g	200 mg	27 mg	92.7 g
レタス	12 kcal	0.6 g	0 g	200 mg	22 mg	95.9 g
トマト	19 kcal	0.7 g	0 g	210 mg	26 mg	94 g
みょうが	12 kcal	0.9 g	0 g	210 mg	12 mg	95.6 g
白菜（生）	14 kcal	0.8 g	0 g	220 mg	33 mg	95.2 g
なす（生）	22 kcal	1.1 g	0 g	220 mg	30 mg	93.2 g
大根（生）	18 kcal	0.4 g	0 g	230 mg	17 mg	94.6 g
トマト缶（ホール）	20 kcal	0.9 g	0.7 g	240 mg	26 mg	93.3 g
かぶ（根・生）	21 kcal	0.6 g	0 g	250 mg	25 mg	93.9 g
青梗菜（生）	9 kcal	0.6 g	0.1 g	260 mg	27 mg	96 g
オクラ（生）	30 kcal	2.1 g	0 g	260 mg	58 mg	90.2 g
さやいんげん（生）	23 kcal	1.8 g	0 g	260 mg	41 mg	92.2 g
ゴーヤ	17 kcal	1 g	0 g	260 mg	31 mg	94.4 g
にんじん（生）	37 kcal	0.6 g	0.1 g	270 mg	24 mg	89.6 g
アスパラガス（グリーン・生）	22 kcal	2.6 g	0 g	270 mg	60 mg	92.6 g
しょうが	30 kcal	0.9 g	0 g	270 mg	25 mg	91.4 g
とうもろこし（生）	92 kcal	3.6 g	0 g	290 mg	100 mg	77.1 g
ミニトマト	29 kcal	1.1 g	0 g	290 mg	29 mg	91 g
ごぼう（生）	65 kcal	1.8 g	0 g	320 mg	62 mg	81.7 g
クレソン	15 kcal	2.1 g	0.1 g	330 mg	57 mg	94.1 g
ししとうがらし（生）	27 kcal	1.9 g	0 g	340 mg	34 mg	91.4 g

食品名	エネルギー	タンパク質	塩分	カリウム	リン	水分
ブロッコリー（生）	33 kcal	4.3 g	0.1 g	360 mg	89 mg	89 g
セロリ	15 kcal	1 g	0.1 g	410 mg	39 mg	94.7 g
カリフラワー（生）	27 kcal	3 g	0 g	410 mg	68 mg	90.8 g
サラダ菜	14 kcal	1.7 g	0 g	410 mg	49 mg	94.9 g
れんこん（生）	66 kcal	1.9 g	0.1 g	440 mg	74 mg	81.5 g
かぼちゃ（西洋かぼちゃ）	91 kcal	1.9 g	0 g	450 mg	43 mg	76.2 g
春菊（生）	22 kcal	2.3 g	0.2 g	460 mg	44 mg	91.8 g
たけのこ（ゆで）	30 kcal	3.5 g	0 g	470 mg	60 mg	89.9 g
京菜（水菜）（生）	23 kcal	2.2 g	0.1 g	480 mg	64 mg	91.4 g
しそ	37 kcal	3.9 g	0 g	500 mg	70 mg	86.7 g
根三つ葉（生）	20 kcal	1.9 g	0 g	500 mg	64 mg	92.7 g
小松菜（生）	14 kcal	1.5 g	0 g	500 mg	45 mg	94.1 g
にら（生）	21 kcal	1.7 g	0 g	510 mg	31 mg	92.6 g
にんにく	134 kcal	6 g	0 g	530 mg	150 mg	65.1 g
ほうれん草（生）	20 kcal	2.2 g	0 g	690 mg	47 mg	92.4 g
切り干し大根	279 kcal	5.7 g	0.7 g	3200 mg	210 mg	15.5 g

いも・こんにゃく・でんぷん製品I（カリウムの少ない順）

エネルギー 1kcal あたりの成分値

同じエネルギーをとろうとするときに、カリウムの少ない食品がわかる

赤文字は、含有量の多い上位3つの数値です

カリウムが少ない順に掲載

食品名	タンパク質	塩分	カリウム	リン	水分
くずきり（乾燥）	0.00 g	0.00 g	0.01 mg	0.05 mg	0.03 g
コーンスターチ	0.00 g	0.00 g	0.01 mg	0.04 mg	0.04 g
はるさめ（緑豆・乾燥）	0.00 g	0.00 g	0.09 mg	0.05 mg	0.04 g
片栗粉	0.00 g	0.00 g	0.10 mg	0.12 mg	0.05 g
しらたき	0.03 g	0.00 g	2.00 mg	1.67 mg	16.08 g
干しいも	0.01 g	0.00 g	3.23 mg	0.31 mg	0.07 g
さつまいも（生）	0.01 g	0.00 g	3.56 mg	0.35 mg	0.50 g
山いも（いちょういも）	0.04 g	0.00 g	4.80 mg	0.59 mg	0.54 g
じゃがいも（生）	0.02 g	0.00 g	5.39 mg	0.53 mg	1.05 g
こんにゃく	0.02 g	0.00 g	6.60 mg	1.00 mg	19.46 g
山いも（長いも）	0.03 g	0.00 g	6.62 mg	0.42 mg	1.27 g
里いも（生）	0.03 g	0.00 g	11.03 mg	0.95 mg	1.45 g

いも・こんにゃく・でんぷん製品Ⅱ（タンパク質の少ない順）

エネルギー 1kcal あたりの成分値

同じエネルギーをとろうとするときに、タンパク質の少ない食品がわかる

タンパク質が少ない順に掲載

赤文字は、含有量の多い上位3つの数値です

食品名	タンパク質	塩分	カリウム	リン	水分
コーンスターチ	0.00 g	0.00 g	0.01 mg	0.04 mg	0.04 g
片栗粉	0.00 g	0.00 g	0.10 mg	0.12 mg	0.05 g
くずきり（乾燥）	0.00 g	0.00 g	0.01 mg	0.05 mg	0.03 g
はるさめ（緑豆）（乾燥）	0.00 g	0.00 g	0.09 mg	0.05 mg	0.04 g
さつまいも（生）	0.01 g	0.00 g	3.56 mg	0.35 mg	0.50 g
干しいも	0.01 g	0.00 g	3.23 mg	0.31 mg	0.07 g
こんにゃく	0.02 g	0.00 g	6.60 mg	1.00 mg	19.46 g
じゃがいも（生）	0.02 g	0.00 g	5.39 mg	0.53 mg	1.05 g
里いも（生）	0.03 g	0.00 g	11.03 mg	0.95 mg	1.45 g
しらたき	0.03 g	0.00 g	2.00 mg	1.67 mg	16.08 g
山いも（長いも）	0.03 g	0.00 g	6.62 mg	0.42 mg	1.27 g
山いも（いちょういも）	0.04 g	0.00 g	4.80 mg	0.59 mg	0.54 g

いも・こんにゃく・でんぷん製品Ⅲ（カリウムの少ない順）

重量 100g あたりの成分値

同じ重量をとろうとするときに、カリウムの少ない食品がわかる

カリウムが少ない順に掲載

赤文字は、含有量の多い上位3つの数値です

食品名	エネルギー	タンパク質	塩分	カリウム	リン	水分
くずきり（乾燥）	356 kcal	0.2 g	0 g	3 mg	18 mg	11.8 g
コーンスターチ	354 kcal	0.1 g	0 g	5 mg	13 mg	12.8 g
しらたき	6 kcal	0.2 g	0 g	12 mg	10 mg	96.5 g
はるさめ（緑豆）（乾燥）	345 kcal	0.2 g	0 g	31 mg	16 mg	14.6 g
こんにゃく	5 kcal	0.1 g	0 g	33 mg	5 mg	97.3 g
片栗粉	330 kcal	0.1 g	0 g	34 mg	40 mg	18 g
じゃがいも（生）	76 kcal	1.6 g	0 g	410 mg	40 mg	79.8 g

食品名	エネルギー	タンパク質	塩分	カリウム	リン	水分
山いも（長いも）	65 kcal	2.2 g	0 g	430 mg	27 mg	82.6 g
さつまいも（生）	132 kcal	1.2 g	0 g	470 mg	46 mg	66.1 g
山いも（いちょういも）	123 kcal	4.5 g	0 g	590 mg	72 mg	66.7 g
さといも（生）	58 kcal	1.5 g	0 g	640 mg	55 mg	84.1 g
干しいも	303 kcal	3.1 g	0 g	980 mg	93 mg	22.2 g

きのこ・海藻Ⅰ（カリウムの少ない順）

エネルギー 1kcal あたりの成分値

同じエネルギーをとろうとするときに、カリウムの少ない食品がわかる

カリウムが少ない順に掲載

赤文字は、含有量の多い上位3つの数値です

食品名	タンパク質	塩分	カリウム	リン	水分
わかめ（塩蔵・塩抜き）	0.15 g	0.13 g	1.09 mg	2.82 mg	8.48 g
カットわかめ	0.13 g	0.17 g	3.19 mg	2.10 mg	0.06 g
きくらげ（黒・乾燥）	0.05 g	0.00 g	5.99 mg	1.38 mg	0.09 g
しいたけ（干し）	0.11 g	0.00 g	11.54 mg	1.70 mg	0.05 g
焼きのり	0.22 g	0.01 g	12.77 mg	3.72 mg	0.01 g
なめこ（ゆで）	0.11 g	0.00 g	15.00 mg	4.00 mg	6.62 g
えのきだけ	0.12 g	0.00 g	15.45 mg	5.00 mg	4.03 g
しいたけ（生）	0.17 g	0.00 g	15.56 mg	4.06 mg	5.06 g
まつたけ	0.09 g	0.00 g	17.83 mg	1.74 mg	3.84 g
エリンギ	0.15 g	0.00 g	19.17 mg	5.00 mg	3.65 g
まいたけ	0.23 g	0.00 g	20.63 mg	8.13 mg	5.77 g
ほんしめじ	0.15 g	0.00 g	21.43 mg	5.36 mg	6.61 g
ひじき（干し）	0.08 g	0.03 g	31.65 mg	0.72 mg	0.10 g
マッシュルーム	0.26 g	0.00 g	31.82 mg	9.09 mg	8.54 g
とろろ昆布	0.06 g	0.05 g	41.03 mg	1.62 mg	0.21 g

きのこ・海藻 II （タンパク質の少ない順）

エネルギー 1 kcal あたりの成分値

同じエネルギーをとろうとするときに、タンパク質の少ない食品がわかる

タンパク質が少ない順に掲載

赤文字は、含有量の多い上位3つの数値です

食品名	タンパク質	塩分	カリウム	リン	水分
きくらげ（黒・乾燥）	0.05 g	0.00 g	5.99 mg	1.38 mg	0.09 g
とろろ昆布	0.06 g	0.05 g	41.03 mg	1.62 mg	0.21 g
ひじき（干し）	0.08 g	0.03 g	31.65 mg	0.72 mg	0.10 g
まつたけ	0.09 g	0.00 g	17.83 mg	1.74 mg	3.84 g
しいたけ（干し）	0.11 g	0.00 g	11.54 mg	1.70 mg	0.05 g
なめこ（ゆで）	0.11 g	0.00 g	15.00 mg	4.00 mg	6.62 g
えのきだけ	0.12 g	0.00 g	15.45 mg	5.00 mg	4.03 g
カットわかめ	0.13 g	0.17 g	3.19 mg	2.10 mg	0.06 g
ほんしめじ	0.15 g	0.00 g	21.43 mg	5.36 mg	6.61 g
エリンギ	0.15 g	0.00 g	19.17 mg	5.00 mg	3.65 g
わかめ（塩蔵・塩抜き）	0.15 g	0.13 g	1.09 mg	2.82 mg	8.48 g
しいたけ（生）	0.17 g	0.00 g	15.56 mg	4.06 mg	5.06 g
焼き海苔	0.22 g	0.01 g	12.77 mg	3.72 mg	0.01 g
まいたけ	0.23 g	0.00 g	20.63 mg	8.13 mg	5.77 g
マッシュルーム	0.26 g	0.00 g	31.82 mg	9.09 mg	8.54 g

きのこ・海藻 III （カリウムの少ない順）

重量 100g あたりの成分値

同じ重量をとろうとするときに、カリウムの少ない食品がわかる

カリウムが少ない順に掲載

赤文字は、含有量の多い上位3つの数値です

食品名	エネルギー	タンパク質	塩分	カリウム	リン	水分
わかめ（塩蔵・塩抜き）	11 kcal	1.7 g	1.4 g	12 mg	31 mg	93.3 g
なめこ（ゆで）	14 kcal	1.6 g	0 g	210 mg	56 mg	92.7 g
しいたけ（生）	18 kcal	3 g	0 g	280 mg	73 mg	91 g
ほんしめじ	14 kcal	2.1 g	0 g	300 mg	75 mg	92.5 g

食品名	エネルギー	タンパク質	塩分	カリウム	リン	水分
まいたけ	16 kcal	3.7 g	0 g	330 mg	130 mg	92.3 g
えのきだけ	22 kcal	2.7 g	0 g	340 mg	110 mg	88.6 g
マッシュルーム	11 kcal	2.9 g	0 g	350 mg	100 mg	93.9 g
まつたけ	23 kcal	2 g	0 g	410 mg	40 mg	88.3 g
カットわかめ	138 kcal	18 g	24.1 g	440 mg	290 mg	8.6 g
エリンギ	24 kcal	3.6 g	0 g	460 mg	120 mg	87.5 g
きくらげ（黒・乾燥）	167 kcal	7.9 g	0.1 g	1000 mg	230 mg	14.9 g
しいたけ（干し）	182 kcal	19.3 g	0 g	2100 mg	310 mg	9.7 g
焼き海苔	188 kcal	41.4 g	1.3 g	2400 mg	700 mg	2.3 g
ひじき（干し）	139 kcal	10.6 g	3.6 g	4400 mg	100 mg	13.6 g
とろろ昆布	117 kcal	6.5 g	5.3 g	4800 mg	190 mg	24.4 g

果物Ⅰ（カリウムの少ない順）

エネルギー 1kcal あたりの成分値

同じエネルギーをとろうとするときに、カリウムの少ない食品がわかる

カリウムが少ない順に掲載

赤文字は、含有量の多い上位4つの数値です

食品名	タンパク質	塩分	カリウム	リン	水分
洋なし（缶詰）	0.00 g	0.00 g	0.65 mg	0.06 mg	0.93 g
白桃（缶詰）	0.01 g	0.00 g	0.94 mg	0.11 mg	0.92 g
みかん（缶詰）	0.01 g	0.00 g	1.17 mg	0.13 mg	1.31 g
ブルーベリー	0.01 g	0.00 g	1.43 mg	0.18 mg	1.76 g
パイナップル（缶詰）	0.00 g	0.00 g	1.43 mg	0.08 mg	0.94 g
りんご	0.00 g	0.00 g	2.04 mg	0.19 mg	1.57 g
プルーン（ドライ・種あり）	0.01 g	0.00 g	2.04 mg	0.19 mg	0.14 g
ぶどう（巨峰）	0.01 g	0.00 g	2.20 mg	0.25 mg	1.42 g
ぶどう（デラウェア）	0.01 g	0.00 g	2.20 mg	0.25 mg	1.42 g
あんず（缶詰）	0.01 g	0.00 g	2.35 mg	0.17 mg	0.99 g
干し柿	0.01 g	0.00 g	2.43 mg	0.22 mg	0.09 g
干しぶどう（レーズン）	0.01 g	0.00 g	2.46 mg	0.30 mg	0.05 g
なし（西洋なし）	0.01 g	0.00 g	2.59 mg	0.24 mg	1.57 g
マンゴー	0.01 g	0.00 g	2.66 mg	0.19 mg	1.28 g
柿	0.01 g	0.00 g	2.83 mg	0.23 mg	1.39 g
パイナップル（生）	0.01 g	0.00 g	2.94 mg	0.18 mg	1.68 g

食品名	タンパク質	塩分	カリウム	リン	水分
いちじく	0.01 g	0.00 g	3.15 mg	0.30 mg	1.57 g
すいか	0.02 g	0.00 g	3.24 mg	0.22 mg	2.42 g
なし（日本なし）	0.01 g	0.00 g	3.26 mg	0.26 mg	2.05 g
みかん（生）	0.02 g	0.00 g	3.26 mg	0.33 mg	1.89 g
すもも（プラム）	0.01 g	0.00 g	3.41 mg	0.32 mg	2.01 g
さくらんぼ（国産）	0.02 g	0.00 g	3.50 mg	0.28 mg	1.39 g
オレンジ（バレンシア）	0.03 g	0.00 g	3.59 mg	0.62 mg	2.27 g
グレープフルーツ	0.02 g	0.00 g	3.68 mg	0.45 mg	2.34 g
アボカド	0.01 g	0.00 g	3.85 mg	0.29 mg	0.38 g
アメリカンチェリー	0.02 g	0.00 g	3.94 mg	0.35 mg	1.23 g
はっさく	0.02 g	0.00 g	4.00 mg	0.38 mg	1.94 g
びわ	0.01 g	0.00 g	4.00 mg	0.23 mg	2.22 g
いよかん	0.02 g	0.00 g	4.13 mg	0.39 mg	1.88 g
バナナ	0.01 g	0.00 g	4.19 mg	0.31 mg	0.88 g
桃	0.02 g	0.00 g	4.50 mg	0.45 mg	2.22 g
干しあんず	0.03 g	0.00 g	4.51 mg	0.42 mg	0.06 g
夏みかん	0.02 g	0.00 g	4.75 mg	0.53 mg	2.22 g
ネクタリン	0.02 g	0.00 g	4.88 mg	0.37 mg	2.04 g
いちご	0.03 g	0.00 g	5.00 mg	0.91 mg	2.65 g
キウイフルーツ	0.03 g	0.00 g	5.47 mg	0.60 mg	1.60 g
パパイア	0.01 g	0.00 g	5.53 mg	0.29 mg	2.35 g
メロン（マスクメロン）	0.03 g	0.00 g	8.10 mg	0.50 mg	2.09 g
メロン（プリンスメロン）	0.02 g	0.00 g	8.33 mg	0.31 mg	2.09 g

果物Ⅱ（タンパク質の少ない順）

エネルギー 1kcal あたりの成分値

同じエネルギーをとろうとするときに、タンパク質の少ない食品がわかる

タンパク質が少ない順に掲載

赤文字は、含有量の多い上位5つの数値です

食品名	タンパク質	塩分	カリウム	リン	水分
洋なし（缶詰）	0.00 g	0.00 g	0.65 mg	0.06 mg	0.93 g
りんご	0.00 g	0.00 g	2.04 mg	0.19 mg	1.57 g
パイナップル（缶詰）	0.00 g	0.00 g	1.43 mg	0.08 mg	0.94 g
干し柿	0.01 g	0.00 g	2.43 mg	0.22 mg	0.09 g

食品名	タンパク質	塩分	カリウム	リン	水分
なし（西洋なし）	0.01 g	0.00 g	2.59 mg	0.24 mg	1.57 g
白桃（缶詰）	0.01 g	0.00 g	0.94 mg	0.11 mg	0.92 g
あんず（缶詰）	0.01 g	0.00 g	2.35 mg	0.17 mg	0.99 g
柿（生）	0.01 g	0.00 g	2.83 mg	0.23 mg	1.39 g
ぶどう（巨峰）	0.01 g	0.00 g	2.20 mg	0.25 mg	1.42 g
ぶどう（デラウェア）	0.01 g	0.00 g	2.20 mg	0.25 mg	1.42 g
なし（日本なし）	0.01 g	0.00 g	3.26 mg	0.26 mg	2.05 g
びわ	0.01 g	0.00 g	4.00 mg	0.23 mg	2.22 g
みかん（缶詰）	0.01 g	0.00 g	1.17 mg	0.13 mg	1.31 g
干しぶどう（レーズン）	0.01 g	0.00 g	2.46 mg	0.30 mg	0.05 g
マンゴー	0.01 g	0.00 g	2.66 mg	0.19 mg	1.28 g
ブルーベリー	0.01 g	0.00 g	1.43 mg	0.18 mg	1.76 g
プルーン（ドライ・種あり）	0.01 g	0.00 g	2.04 mg	0.19 mg	0.14 g
いちじく	0.01 g	0.00 g	3.15 mg	0.30 mg	1.57 g
パイナップル（生）	0.01 g	0.00 g	2.94 mg	0.18 mg	1.68 g
バナナ	0.01 g	0.00 g	4.19 mg	0.31 mg	0.88 g
パパイア	0.01 g	0.00 g	5.53 mg	0.29 mg	2.35 g
アボカド	0.01 g	0.00 g	3.85 mg	0.29 mg	0.38 g
すもも（プラム）	0.01 g	0.00 g	3.41 mg	0.32 mg	2.01 g
桃	0.02 g	0.00 g	4.50 mg	0.45 mg	2.22 g
みかん（生）	0.02 g	0.00 g	3.26 mg	0.33 mg	1.89 g
すいか	0.02 g	0.00 g	3.24 mg	0.22 mg	2.42 g
ネクタリン	0.02 g	0.00 g	4.88 mg	0.37 mg	2.04 g
さくらんぼ（国産）	0.02 g	0.00 g	3.50 mg	0.28 mg	1.39 g
はっさく	0.02 g	0.00 g	4.00 mg	0.38 mg	1.94 g
アメリカンチェリー	0.02 g	0.00 g	3.94 mg	0.35 mg	1.23 g
キウイフルーツ	0.02 g	0.00 g	5.47 mg	0.60 mg	1.60 g
いよかん	0.02 g	0.00 g	4.13 mg	0.39 mg	1.88 g
夏みかん	0.02 g	0.00 g	4.75 mg	0.53 mg	2.22 g
グレープフルーツ	0.02 g	0.00 g	3.68 mg	0.45 mg	2.34 g
メロン（プリンスメロン）	0.02 g	0.00 g	8.33 mg	0.31 mg	2.09 g
オレンジ（バレンシア）	0.03 g	0.00 g	3.59 mg	0.62 mg	2.27 g
メロン（マスクメロン）	0.03 g	0.00 g	8.10 mg	0.50 mg	2.09 g
いちご	0.03 g	0.00 g	5.00 mg	0.91 mg	2.65 g
干しあんず	0.03 g	0.00 g	4.51 mg	0.42 mg	0.06 g

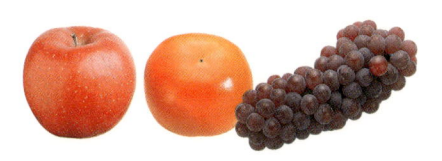

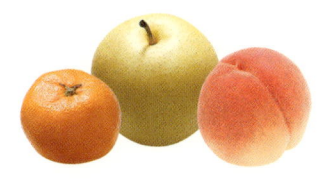

果物 III （カリウムの少ない順）

重量 100g あたりの成分値

同じ重量をとろうとするときに、カリウムの少ない食品がわかる

カリウムが少ない順に掲載

赤文字は、含有量の多い上位5つの数値です

食品名	エネルギー	タンパク質	塩分	カリウム	リン	水分
洋なし（缶詰）	85 kcal	0.2 g	0 g	55 mg	5 mg	78.8 g
ブルーベリー	49 kcal	0.5 g	0 g	70 mg	9 mg	86.4 g
みかん（缶詰）	64 kcal	0.5 g	0 g	75 mg	8 mg	83.8 g
白桃（缶詰）	85 kcal	0.5 g	0 g	80 mg	9 mg	78.5 g
りんご	54 kcal	0.2 g	0 g	110 mg	10 mg	84.9 g
すいか	37 kcal	0.6 g	0 g	120 mg	8 mg	89.6 g
パイナップル（缶詰）	84 kcal	0.4 g	0 g	120 mg	7 mg	78.9 g
ぶどう（巨峰）	59 kcal	0.4 g	0 g	130 mg	15 mg	83.5 g
ぶどう（デラウェア）	59 kcal	0.4 g	0 g	130 mg	15 mg	83.5 g
なし（西洋なし）	54 kcal	0.3 g	0 g	140 mg	13 mg	84.9 g
オレンジ（バレンシア）	39 kcal	1 g	0 g	140 mg	24 mg	88.7 g
グレープフルーツ	38 kcal	0.9 g	0 g	140 mg	17 mg	89 g
なし（日本なし）	43 kcal	0.3 g	0 g	140 mg	11 mg	88 g
みかん（生）	46 kcal	0.7 g	0 g	150 mg	15 mg	86.9 g
すもも（プラム）	44 kcal	0.6 g	0 g	150 mg	14 mg	88.6 g
パイナップル（生）	51 kcal	0.6 g	0 g	150 mg	9 mg	85.5 g
びわ	40 kcal	0.3 g	0 g	160 mg	9 mg	88.6 g
いちご	34 kcal	0.9 g	0 g	170 mg	31 mg	90 g
いちじく	54 kcal	0.6 g	0 g	170 mg	16 mg	84.6 g
マンゴー	64 kcal	0.6 g	0 g	170 mg	12 mg	82 g
柿	60 kcal	0.4 g	0 g	170 mg	14 mg	83.1 g
はっさく	45 kcal	0.8 g	0 g	180 mg	17 mg	87.2 g
桃	40 kcal	0.6 g	0 g	180 mg	18 mg	88.7 g
夏みかん	40 kcal	0.9 g	0 g	190 mg	21 mg	88.6 g
いよかん	46 kcal	0.9 g	0 g	190 mg	18 mg	86.7 g
あんず（缶詰）	81 kcal	0.5 g	0 g	190 mg	14 mg	79.8 g
さくらんぼ（国産）	60 kcal	1 g	0 g	210 mg	17 mg	83.1 g
ネクタリン	43 kcal	0.7 g	0 g	210 mg	16 mg	87.8 g
パパイア	38 kcal	0.5 g	0 g	210 mg	11 mg	89.2 g
アメリカンチェリー	66 kcal	1.2 g	0 g	260 mg	23 mg	81.1 g
キウイフルーツ	53 kcal	1 g	0 g	290 mg	32 mg	84.7 g

食品名	エネルギー	タンパク質	塩分	カリウム	リン	水分
メロン（マスクメロン）	42 kcal	1.1 g	0 g	340 mg	21 mg	87.8 g
メロン（プリンスメロン）	42 kcal	1 g	0 g	350 mg	13 mg	87.9 g
バナナ	86 kcal	1.1 g	0 g	360 mg	27 mg	75.4 g
プルーン（ドライ・種あり）	235 kcal	2.5 g	0 g	480 mg	45 mg	33.3 g
干し柿	276 kcal	1.5 g	0 g	670 mg	62 mg	24 g
アボカド	187 kcal	2.5 g	0 g	720 mg	55 mg	71.3 g
干しぶどう（レーズン）	301 kcal	2.7 g	0 g	740 mg	90 mg	14.5 g
干しあんず	288 kcal	9.2 g	0 g	1300 mg	120 mg	16.8 g

ナッツ（種実）I （カリウムの少ない順）

エネルギー 1kcal あたりの成分値

同じエネルギーをとろうとするときに、カリウムの少ない食品がわかる

カリウムが少ない順に掲載

赤文字は、含有量の多い上位3つの数値です

食品名	タンパク質	塩分	カリウム	リン	水分
栗（甘露煮）	0.01 g	0.00 g	0.32 mg	0.11 mg	0.17 g
マカダミアナッツ（いり・味つけ）	0.01 g	0.00 g	0.42 mg	0.19 mg	0.00 g
ごま（いり）	0.03 g	0.00 g	0.68 mg	0.93 mg	0.00 g
くるみ	0.02 g	0.00 g	0.80 mg	0.42 mg	0.00 g
松の実（いり）	0.02 g	0.00 g	0.90 mg	0.80 mg	0.00 g
カシューナッツ（フライ・味つけ）	0.03 g	0.00 g	1.02 mg	0.85 mg	0.01 g
アーモンド（フライ・味つけ）	0.03 g	0.00 g	1.22 mg	0.79 mg	0.00 g
バターピーナッツ	0.04 g	0.00 g	1.28 mg	0.64 mg	0.00 g
落花生（いり）	0.05 g	0.00 g	1.32 mg	0.67 mg	0.00 g
かぼちゃの種（いり・味つけ）	0.05 g	0.00 g	1.46 mg	1.92 mg	0.01 g
ピスタチオ（いり・味つけ）	0.03 g	0.00 g	1.58 mg	0.72 mg	0.00 g
甘栗（中国栗）	0.02 g	0.00 g	2.52 mg	0.50 mg	0.20 g
栗（日本）	0.02 g	0.00 g	2.56 mg	0.43 mg	0.36 g
ぎんなん	0.03 g	0.00 g	3.74 mg	0.64 mg	0.29 g

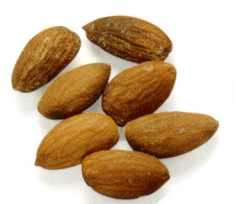

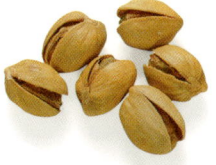

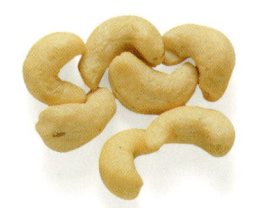

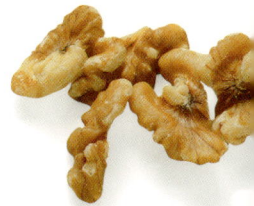

ナッツ(種実)Ⅱ (タンパク質の少ない順)

エネルギー 1kcal あたりの成分値

同じエネルギーをとろうとするときに、タンパク質の少ない食品がわかる

タンパク質が少ない順に掲載

赤文字は、含有量の多い上位3つの数値です

食品名	タンパク質	塩分	カリウム	リン	水分
栗（甘露煮）	0.01 g	0.00 g	0.32 mg	0.11 mg	0.17 g
マカダミアナッツ（いり・味つけ）	0.01 g	0.00 g	0.42 mg	0.19 mg	0.00 g
栗（日本）	0.02 g	0.00 g	2.56 mg	0.43 mg	0.36 g
松の実（いり）	0.02 g	0.00 g	0.90 mg	0.80 mg	0.00 g
くるみ	0.02 g	0.00 g	0.80 mg	0.42 mg	0.00 g
甘栗（中国栗）	0.02 g	0.00 g	2.52 mg	0.50 mg	0.20 g
ぎんなん	0.03 g	0.00 g	3.74 mg	0.64 mg	0.29 g
ピスタチオ（いり・味つけ）	0.03 g	0.00 g	1.58 mg	0.72 mg	0.00 g
アーモンド（フライ・味つけ）	0.03 g	0.00 g	1.22 mg	0.79 mg	0.00 g
ごま（いり）	0.03 g	0.00 g	0.68 mg	0.93 mg	0.00 g
カシューナッツ（フライ・味つけ）	0.03 g	0.00 g	1.02 mg	0.85 mg	0.01 g
バターピーナッツ	0.04 g	0.00 g	1.28 mg	0.64 mg	0.00 g
落花生（いり）	0.05 g	0.00 g	1.32 mg	0.67 mg	0.00 g
かぼちゃの種（いり、味つけ）	0.05 g	0.00 g	1.46 mg	1.92 mg	0.01 g

砂糖・甘味料 (カリウムの少ない順)

エネルギー 1kcal あたりの成分値

同じエネルギーをとろうとするときに、カリウムの少ない食品がわかる

カリウムが少ない順に掲載

赤文字は、含有量の多い上位3つの数値です

食品名	タンパク質	塩分	カリウム	リン	水分
水あめ	0.00 g	0.00 g	0.00 mg	0.00 mg	0.05 g
グラニュー糖	0.00 g	0.00 g	0.00 mg	0.00 mg	0.00 g
角砂糖	0.00 g	0.00 g	0.00 mg	0.00 mg	0.00 g
氷砂糖	0.00 g	0.00 g	0.00 mg	0.00 mg	0.00 g
コーヒーシュガー	0.00 g	0.00 g	0.00 mg	0.00 mg	0.00 g

食品名	タンパク質	塩分	カリウム	リン	水分
ざらめ糖（中ざら）	0.00 g	0.00 g	0.00 mg	0.00 mg	0.00 g
粉砂糖	0.00 g	0.00 g	0.00 mg	0.00 mg	0.00 g
上白糖	0.00 g	0.00 g	0.01 mg	0.00 mg	0.00 g
三温糖	0.00 g	0.00 g	0.03 mg	0.00 mg	0.00 g
はちみつ	0.00 g	0.00 g	0.04 mg	0.01 mg	0.07 g
オレンジマーマレード	0.00 g	0.00 g	0.11 mg	0.02 mg	0.14 g
りんごジャム	0.00 g	0.00 g	0.15 mg	0.02 mg	0.22 g
いちごジャム	0.00 g	0.00 g	0.26 mg	0.05 mg	0.14 g
あんずジャム	0.00 g	0.00 g	0.29 mg	0.02 mg	0.13 g
ブルーベリージャム	0.00 g	0.00 g	0.41 mg	0.07 mg	0.30 g
メープルシロップ	0.00 g	0.00 g	0.89 mg	0.00 mg	0.13 g
黒砂糖	0.00 g	0.00 g	3.11 mg	0.09 mg	0.01 g

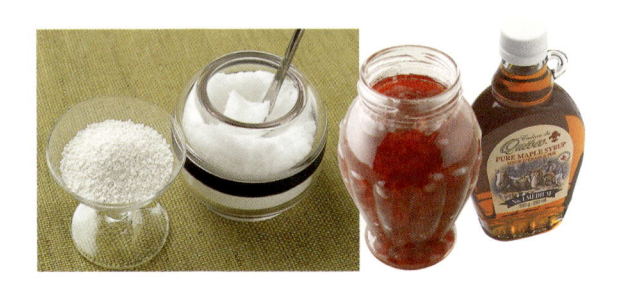

油脂類（カリウムの少ない順）

エネルギー 1kcal あたりの成分値

同じエネルギーをとろうとするときに、カリウムの少ない食品がわかる

カリウムが少ない順に掲載

食品名	タンパク質	塩分	カリウム	リン	水分
オリーブ油	0.00 g	0.00 g	0.00 mg	0.00 mg	0.00 g
ごま油	0.00 g	0.00 g	0.00 mg	0.00 mg	0.00 g
サラダ油（調合油）	0.00 g	0.00 g	0.00 mg	0.00 mg	0.00 g
バター（無塩）	0.00 g	0.00 g	0.03 mg	0.02 mg	0.02 g
マーガリン	0.00 g	0.00 g	0.04 mg	0.02 mg	0.02 g
バター（有塩）	0.00 g	0.00 g	0.04 mg	0.02 mg	0.02 g

飲み物Ⅰ（カリウムの少ない順）

エネルギー 1kcal あたりの成分値

同じエネルギーをとろうとするときに、カリウムの少ない食品がわかる

カリウムが少ない順に掲載

赤文字は、含有量の多い上位5つの数値です

食品名	タンパク質	塩分	カリウム	リン	水分
コーラ	0.00 g	0.00 g	0.00 mg	0.24 mg	1.92 g
サイダー	0.00 g	0.00 g	0.00 mg	0.00 mg	2.19 g
みかん　20%果汁入り飲料	0.00 g	0.00 g	0.42 mg	0.04 mg	1.75 g
りんご　30%果汁入り飲料	0.00 g	0.00 g	0.52 mg	0.07 mg	1.92 g
グレープフルーツ 20%果汁入り飲料	0.00 g	0.00 g	0.87 mg	0.08 mg	2.31 g
みかん 50%果汁入り飲料	0.00 g	0.00 g	1.05 mg	0.08 mg	1.42 g
りんご　50%果汁入り飲料	0.00 g	0.00 g	1.20 mg	0.09 mg	1.92 g
オレンジ　30%果汁入り飲料	0.00 g	0.00 g	1.39 mg	0.15 mg	2.19 g
コーヒー飲料（缶・乳成分入り）	0.04 g	0.00 g	1.52 mg	0.98 mg	1.57 g
りんご　ストレートジュース	0.00 g	0.00 g	1.75 mg	0.14 mg	1.99 g
グレープフルーツ　50%果汁入り飲料	0.01 g	0.00 g	1.96 mg	0.13 mg	1.92 g
ミルクココア 注1	0.03 g	0.00 g	2.00 mg	0.98 mg	0.66 g
オレンジ　50%果汁入り飲料	0.01 g	0.00 g	2.11 mg	0.21 mg	1.88 g
りんご　濃縮還元ジュース	0.00 g	0.00 g	2.56 mg	0.21 mg	2.05 g
ピュアココア 注2	0.04 g	0.00 g	2.65 mg	1.21 mg	0.97 g
みかん濃縮還元ジュース	0.01 g	0.00 g	2.89 mg	0.24 mg	2.35 g
みかん　ストレートジュース	0.01 g	0.00 g	3.17 mg	0.27 mg	2.16 g
オレンジ　ストレートジュース	0.02 g	0.00 g	4.29 mg	0.48 mg	2.09 g
グレープフルーツ　ストレートジュース	0.02 g	0.00 g	4.50 mg	0.30 mg	2.22 g
オレンジ　濃縮還元ジュース	0.02 g	0.00 g	4.52 mg	0.43 mg	2.10 g
グレープフルーツ　濃縮還元ジュース	0.02 g	0.00 g	4.57 mg	0.34 mg	2.57 g
麦茶（浸出液）	0.00 g	0.00 g	6.00 mg	1.00 mg	99.70 g
紅茶（浸出液）	0.10 g	0.00 g	8.00 mg	2.00 mg	99.70 g
インスタントコーヒー（飲む状態）注3	0.05 g	0.00 g	12.00 mg	1.25 mg	24.67 g
煎茶（浸出液）	0.10 g	0.00 g	13.50 mg	1.00 mg	49.70 g
コーヒー（浸出液）	0.05 g	0.00 g	16.25 mg	1.75 mg	24.65 g
玉露（浸出液）	0.26 g	0.00 g	68.00 mg	6.00 mg	19.56 g

※ウーロン茶、ほうじ茶、玄米茶はカロリーがほとんどないため、この表には含まれていません。
注1　ミルクココアは、ミルクココア（粉）20g、牛乳120mlで作ったもののデータを使用しています
注2　ピュアココアは、ピュアココア（粉）5g、砂糖：7g　水：10ml、牛乳120mlで作ったもののデータを使用しています
注3　インスタントコーヒーはインスタントコーヒー（顆粒）2g、水150mlで作ったもののデータを使用しています

飲み物 Ⅱ（タンパク質の少ない順）

エネルギー 1kcal あたりの成分値

同じエネルギーをとろうとするときに、タンパク質の少ない食品がわかる

タンパク質が少ない順に掲載

赤文字は、含有量の多い上位3つの数値です

食品名	タンパク質	塩分	カリウム	リン	水分
麦茶（浸出液）	0.00 g	0.00 g	6.00 mg	1.00 mg	99.70 g
りんご　30%果汁入り飲料	0.00 g	0.00 g	0.52 mg	0.07 mg	1.92 g
サイダー	0.00 g	0.00 g	0.00 mg	0.00 mg	2.19 g
みかん　20%果汁入り飲料	0.00 g	0.00 g	0.42 mg	0.04 mg	1.75 g
コーラ	0.00 g	0.00 g	0.00 mg	0.24 mg	1.92 g
りんご　50%果汁入り飲料	0.00 g	0.00 g	1.20 mg	0.09 mg	1.92 g
りんご　濃縮還元ジュース	0.00 g	0.00 g	2.56 mg	0.21 mg	2.05 g
グレープフルーツ　20%果汁入り飲料	0.00 g	0.00 g	0.87 mg	0.08 mg	2.31 g
みかん　50%果汁入り飲料	0.00 g	0.00 g	1.05 mg	0.08 mg	1.42 g
りんご　ストレートジュース	0.00 g	0.00 g	1.75 mg	0.14 mg	1.99 g
オレンジ　30%果汁入り飲料	0.00 g	0.00 g	1.39 mg	0.15 mg	2.19 g
グレープフルーツ 50%果汁入り飲料	0.01 g	0.00 g	1.96 mg	0.13 mg	1.92 g
オレンジ　50%果汁入り飲料	0.01 g	0.00 g	2.11 mg	0.21 mg	1.88 g
みかん　ストレートジュース	0.01 g	0.00 g	3.17 mg	0.27 mg	2.16 g
みかん　濃縮還元ジュース	0.01 g	0.00 g	2.89 mg	0.24 mg	2.35 g
グレープフルーツ　ストレートジュース	0.02 g	0.00 g	4.50 mg	0.30 mg	2.22 g
オレンジ　濃縮還元ジュース	0.02 g	0.00 g	4.52 mg	0.43 mg	2.10 g
オレンジ　ストレートジュース	0.02 g	0.00 g	4.29 mg	0.48 mg	2.09 g
グレープフルーツ　濃縮還元ジュース	0.02 g	0.00 g	4.57 mg	0.34 mg	2.57 g
ミルクココア 注1	0.03 g	0.00 g	2.00 mg	0.98 mg	0.66 g
コーヒー飲料（缶・乳成分入り）	0.04 g	0.00 g	1.52 mg	0.98 mg	1.57 g
ピュアココア 注2	0.04 g	0.00 g	2.65 mg	1.21 mg	0.97 g
コーヒー（浸出液）	0.05 g	0.00 g	16.25 mg	1.75 mg	24.65 g
インスタントコーヒー(飲む状態) 注3	0.05 g	0.00 g	12.00 mg	1.25 mg	24.67 g
紅茶（浸出液）	0.10 g	0.00 g	8.00 mg	2.00 mg	99.70 g
煎茶（浸出液）	0.10 g	0.00 g	13.50 mg	1.00 mg	49.70 g
玉露（浸出液）	0.26 g	0.00 g	68.00 mg	6.00 mg	19.56 g

※ウーロン茶、ほうじ茶、玄米茶はカロリーがほとんどないため、この表には含まれていません。
注1　ミルクココアは、ミルクココア（粉）20g、牛乳120mℓで作ったもののデータを使用しています
注2　ピュアココアは、ピュアココア（粉）5g、砂糖：7g　水：10mℓ、牛乳120mℓで作ったもののデータを使用しています
注3　インスタントコーヒーはインスタントコーヒー（顆粒）2g、水 150mℓで作ったもののデータを使用しています

飲み物 III（カリウムの少ない順）

重量 100g あたりの成分値

同じ重量をとろうとするときに、カリウムの少ない食品がわかる

カリウムが少ない順に掲載

赤文字は、含有量の多い上位5つの数値です

食品名	エネルギー	タンパク質	塩分	カリウム	リン	水分
コーラ	46 kcal	0.1 g	0 g	0 mg	11 mg	88.5 g
サイダー	41 kcal	0 g	0 g	0 mg	0 mg	89.8 g
麦茶（浸出液）	1 kcal	0 g	0 g	6 mg	1 mg	99.7 g
玄米茶（浸出液）	0 kcal	0 g	0 g	7 mg	1 mg	99.9 g
紅茶（浸出液）	1 kcal	0.1 g	0 g	8 mg	2 mg	99.7 g
ウーロン茶（浸出液）	0 kcal	0 g	0 g	13 mg	1 mg	99.8 g
みかん 20%果汁入り飲料	50 kcal	0.1 g	0 g	21 mg	2 mg	87.4 g
りんご 30%果汁入り飲料	46 kcal	0 g	0 g	24 mg	3 mg	88.5 g
ほうじ茶（浸出液）	0 kcal	0 g	0 g	24 mg	1 mg	99.8 g
煎茶（浸出液）	2 kcal	0.2 g	0 g	27 mg	2 mg	99.4 g
グレープフルーツ 20%果汁入り飲料	39 kcal	0.1 g	0 g	34 mg	3 mg	90.1 g
インスタントコーヒー(飲む状態) 注1	4 kcal	0.2 g	0 g	48 mg	5 mg	98.69 g
りんご 50%果汁入り飲料	46 kcal	0.1 g	0 g	55 mg	4 mg	88.3 g
オレンジ 30%果汁入り飲料	41 kcal	0.2 g	0 g	57 mg	6 mg	89.7 g
みかん 50%果汁入り飲料	60 kcal	0.2 g	0 g	63 mg	5 mg	84.9 g
コーヒー（浸出液）	4 kcal	0.2 g	0 g	65 mg	7 mg	98.6 g
りんご ストレートジュース	44 kcal	0.2 g	0 g	77 mg	6 mg	87.7 g
コーヒー飲料（缶・乳成分入り）	56 kcal	2.2 g	0.1 g	85 mg	55 mg	88.1 g
グレープフルーツ 50%果汁入り飲料	46 kcal	0.3 g	0 g	90 mg	6 mg	88.4 g
オレンジ 50%果汁入り飲料	47 kcal	0.4 g	0 g	99 mg	10 mg	88.4 g
みかん 濃縮還元ジュース	38 kcal	0.5 g	0 g	110 mg	9 mg	89.3 g
りんご濃縮還元ジュース	43 kcal	0.1 g	0 g	110 mg	9 mg	88.1 g
みかん ストレートジュース	41 kcal	0.5 g	0 g	130 mg	11 mg	88.5 g
グレープフルーツ濃縮還元ジュース	35 kcal	0.7 g	0 g	160 mg	12 mg	90.1 g
オレンジ ストレートジュース	42 kcal	0.8 g	0 g	180 mg	20 mg	87.8 g
グレープフルーツ ストレートジュース	40 kcal	0.6 g	0 g	180 mg	12 mg	88.7 g
オレンジ 濃縮還元ジュース	42 kcal	0.7 g	0 g	190 mg	18 mg	88.1 g
ピュアココア 注2	84 kcal	3.4 g	0.1 g	223 mg	102 mg	81.16 g
ミルクココア 注3	115 kcal	3.8 g	0.2 g	230 mg	113 mg	75.5 g
玉露（浸出液）	5 kcal	1.3 g	0 g	340 mg	30 mg	97.8 g

注1 インスタントコーヒーはインスタントコーヒー（顆粒）2g、水 150mlで作ったもののデータを使用しています
注2 ピュアココアは、ピュアココア（粉）5g、砂糖：7g 水：10ml、牛乳 120mlで作ったもののデータを使用しています
注3 ミルクココアは、ミルクココア（粉）20g、牛乳 120mlで作ったもののデータを使用しています

アルコール飲料（カリウムの少ない順）

エネルギー 1kcal あたりの成分値

同じエネルギーをとろうとするときに、カリウムの少ない食品がわかる

カリウムが少ない順に掲載

赤文字は、含有量の多い上位3つの数値です

食品名	タンパク質	塩分	カリウム	リン	水分
焼酎（甲類）	0.00 g	0.00 g	0.00 mg	0.00 mg	0.34 g
焼酎（乙類）	0.00 g	0.00 g	0.00 mg	0.00 mg	0.54 g
ウオッカ	0.00 g	0.00 g	0.00 mg	0.00 mg	0.28 g
ジン	0.00 g	0.00 g	0.00 mg	0.00 mg	0.21 g
ラム	0.00 g	0.00 g	0.00 mg	0.00 mg	0.28 g
ウイスキー	0.00 g	0.00 g	0.00 mg	0.00 mg	0.28 g
ブランデー	0.00 g	0.00 g	0.00 mg	0.00 mg	0.28 g
日本酒（清酒・純米酒）	0.00 g	0.00 g	0.05 mg	0.09 mg	0.81 g
日本酒（清酒・吟醸酒）	0.00 g	0.00 g	0.07 mg	0.07 mg	0.80 g
梅酒	0.00 g	0.00 g	0.25 mg	0.02 mg	0.44 g
発泡酒	0.00 g	0.00 g	0.29 mg	0.18 mg	2.04 g
紹興酒	0.01 g	0.00 g	0.43 mg	0.29 mg	0.62 g
ワイン（白）	0.00 g	0.00 g	0.82 mg	0.16 mg	1.21 g
ビール（淡色）	0.01 g	0.00 g	0.85 mg	0.38 mg	2.32 g
ビール（黒）	0.01 g	0.00 g	1.20 mg	0.72 mg	1.99 g
ワイン（赤）	0.00 g	0.00 g	1.51 mg	0.18 mg	1.22 g

菓子類Ⅰ（カリウムの少ない順）

エネルギー 1kcal あたりの成分値

同じエネルギーをとろうとするときに、カリウムの少ない食品がわかる

カリウムが少ない順に掲載

赤文字は、含有量の多い上位5つの数値です

食品名	タンパク質	塩分	カリウム	リン	水分
ドロップ	0.00 g	0.00 g	0.00 mg	0.00 mg	0.01 g
あめ玉	0.00 g	0.00 g	0.01 mg	0.00 mg	0.01 g
おこし	0.01 g	0.00 g	0.07 mg	0.06 mg	0.01 g
ねりようかん	0.01 g	0.00 g	0.08 mg	0.11 mg	0.09 g

食品名	タンパク質	塩分	カリウム	リン	水分
ういろう	0.01 g	0.00 g	0.09 mg	0.10 mg	0.30 g
水ようかん	0.02 g	0.00 g	0.10 mg	0.13 mg	0.33 g
くずまんじゅう	0.01 g	0.00 g	0.10 mg	0.14 mg	0.20 g
桜もち（関西風）	0.02 g	0.00 g	0.11 mg	0.14 mg	0.25 g
ねりきり	0.02 g	0.00 g	0.13 mg	0.17 mg	0.13 g
もなか	0.02 g	0.00 g	0.13 mg	0.17 mg	0.10 g
桜もち（関東風）	0.02 g	0.00 g	0.16 mg	0.16 mg	0.17 g
コーンスナック	0.01 g	0.00 g	0.17 mg	0.13 mg	0.00 g
マドレーヌ	0.01 g	0.00 g	0.17 mg	0.16 mg	0.05 g
揚げせんべい	0.01 g	0.00 g	0.18 mg	0.19 mg	0.01 g
蒸しまんじゅう	0.02 g	0.00 g	0.18 mg	0.18 mg	0.13 g
ゆべし	0.01 g	0.00 g	0.19 mg	0.13 mg	0.07 g
かしわもち	0.02 g	0.00 g	0.19 mg	0.23 mg	0.24 g
大福	0.02 g	0.00 g	0.20 mg	0.25 mg	0.18 g
栗まんじゅう	0.02 g	0.00 g	0.20 mg	0.21 mg	0.08 g
アップルパイ	0.01 g	0.00 g	0.20 mg	0.10 mg	0.15 g
草もち	0.02 g	0.00 g	0.21 mg	0.22 mg	0.19 g
クッキー	0.01 g	0.00 g	0.21 mg	0.13 mg	0.01 g
串団子（あん）	0.02 g	0.00 g	0.22 mg	0.25 mg	0.25 g
かのこ	0.02 g	0.00 g	0.23 mg	0.21 mg	0.13 g
サブレ	0.01 g	0.00 g	0.24 mg	0.19 mg	0.01 g
カステラ	0.02 g	0.00 g	0.25 mg	0.30 mg	0.08 g
今川焼き	0.02 g	0.00 g	0.27 mg	0.25 mg	0.20 g
たい焼き	0.02 g	0.00 g	0.27 mg	0.25 mg	0.20 g
ショートケーキ	0.02 g	0.00 g	0.27 mg	0.35 mg	0.09 g
あんぱん	0.03 g	0.00 g	0.28 mg	0.26 mg	0.13 g
かわらせんべい	0.02 g	0.00 g	0.28 mg	0.23 mg	0.01 g
イーストドーナッツ	0.02 g	0.00 g	0.28 mg	0.20 mg	0.07 g
串団子（しょうゆ）	0.02 g	0.00 g	0.30 mg	0.26 mg	0.26 g
ジャムパン	0.02 g	0.00 g	0.32 mg	0.22 mg	0.11 g
ケーキドーナッツ	0.02 g	0.00 g	0.32 mg	0.27 mg	0.05 g
ビスケット	0.02 g	0.00 g	0.32 mg	0.22 mg	0.01 g
塩せんべい	0.02 g	0.01 g	0.35 mg	0.27 mg	0.02 g
クリームパン	0.03 g	0.00 g	0.39 mg	0.39 mg	0.12 g
あられ	0.02 g	0.00 g	0.39 mg	0.39 mg	0.01 g
生八つ橋（あん入り）	0.02 g	0.00 g	0.39 mg	0.17 mg	0.11 g
シュークリーム	0.03 g	0.00 g	0.41 mg	0.53 mg	0.22 g
キャラメル	0.01 g	0.00 g	0.42 mg	0.23 mg	0.01 g
南部せんべい（ごま入り）	0.03 g	0.00 g	0.42 mg	0.37 mg	0.01 g
チョココロネ	0.02 g	0.00 g	0.49 mg	0.28 mg	0.12 g
ホワイトチョコレート	0.01 g	0.00 g	0.58 mg	0.36 mg	0.00 g
ワッフル（カスタードクリーム入り）	0.03 g	0.00 g	0.59 mg	0.51 mg	0.18 g

食品名	タンパク質	塩分	カリウム	リン	水分
どら焼き	0.02 g	0.00 g	0.60 mg	0.26 mg	0.11 g
ポップコーン	0.02 g	0.00 g	0.62 mg	0.60 mg	0.01 g
ラクトアイス（普通脂肪）	0.01 g	0.00 g	0.67 mg	0.42 mg	0.27 g
かりんとう（黒）	0.02 g	0.00 g	0.70 mg	0.15 mg	0.01 g
アイスクリーム（高脂肪）	0.02 g	0.00 g	0.75 mg	0.52 mg	0.29 g
ミルクチョコレート	0.01 g	0.00 g	0.79 mg	0.43 mg	0.00 g
アイスミルクキャンデー	0.02 g	0.00 g	0.84 mg	0.60 mg	0.39 g
きんつば	0.02 g	0.00 g	0.98 mg	0.22 mg	0.13 g
アイスクリーム（普通脂肪）	0.02 g	0.00 g	1.06 mg	0.67 mg	0.36 g
カスタードプリン	0.04 g	0.00 g	1.11 mg	0.87 mg	0.59 g
いもかりんとう	0.00 g	0.00 g	1.16 mg	0.11 mg	0.01 g
ポテトチップス	0.01 g	0.00 g	2.17 mg	0.18 mg	0.00 g

菓子類 II （タンパク質の少ない順）

エネルギー 1kcal あたりの成分値

同じエネルギーをとろうとするときに、タンパク質の少ない食品がわかる

↓ タンパク質が少ない順に掲載

赤文字は、含有量の多い上位5つの数値です

食品名	タンパク質	塩分	カリウム	リン	水分
あめ玉	0.00 g	0.00 g	0.01 mg	0.00 mg	0.01 g
ドロップ	0.00 g	0.00 g	0.00 mg	0.00 mg	0.01 g
いもかりんとう	0.00 g	0.00 g	1.16 mg	0.11 mg	0.01 g
ういろう	0.01 g	0.00 g	0.09 mg	0.10 mg	0.30 g
ゆべし	0.01 g	0.00 g	0.19 mg	0.13 mg	0.07 g
ポテトチップス	0.01 g	0.00 g	2.17 mg	0.18 mg	0.00 g
キャラメル	0.01 g	0.00 g	0.42 mg	0.23 mg	0.01 g
コーンスナック	0.01 g	0.00 g	0.17 mg	0.13 mg	0.00 g
おこし	0.01 g	0.00 g	0.07 mg	0.06 mg	0.01 g
クッキー	0.01 g	0.00 g	0.21 mg	0.13 mg	0.01 g
ねりようかん	0.01 g	0.00 g	0.08 mg	0.11 mg	0.09 g
ホワイトチョコレート	0.01 g	0.00 g	0.58 mg	0.36 mg	0.00 g
揚げせんべい	0.01 g	0.00 g	0.18 mg	0.19 mg	0.01 g
マドレーヌ	0.01 g	0.00 g	0.17 mg	0.16 mg	0.05 g
サブレ	0.01 g	0.00 g	0.24 mg	0.19 mg	0.01 g
アップルパイ	0.01 g	0.00 g	0.20 mg	0.10 mg	0.15 g
ミルクチョコレート	0.01 g	0.00 g	0.79 mg	0.43 mg	0.00 g

食品名	タンパク質	塩分	カリウム	リン	水分
ラクトアイス（普通脂肪）	0.01 g	0.00 g	0.67 mg	0.42 mg	0.27 g
くずまんじゅう	0.01 g	0.00 g	0.10 mg	0.14 mg	0.20 g
水ようかん	0.02 g	0.00 g	0.10 mg	0.13 mg	0.33 g
生八つ橋（あん入り）	0.02 g	0.00 g	0.39 mg	0.17 mg	0.11 g
串団子（しょうゆ）	0.02 g	0.00 g	0.30 mg	0.26 mg	0.26 g
チョココロネ	0.02 g	0.00 g	0.49 mg	0.28 mg	0.12 g
アイスクリーム（高脂肪）	0.02 g	0.00 g	0.75 mg	0.52 mg	0.29 g
かりんとう（黒）	0.02 g	0.00 g	0.70 mg	0.15 mg	0.01 g
もなか	0.02 g	0.00 g	0.13 mg	0.17 mg	0.10 g
桜もち（関西風）	0.02 g	0.00 g	0.11 mg	0.14 mg	0.25 g
ビスケット	0.02 g	0.00 g	0.32 mg	0.22 mg	0.01 g
かのこ	0.02 g	0.00 g	0.23 mg	0.21 mg	0.13 g
草もち	0.02 g	0.00 g	0.21 mg	0.22 mg	0.19 g
イーストドーナッツ	0.02 g	0.00 g	0.28 mg	0.20 mg	0.07 g
蒸しまんじゅう	0.02 g	0.00 g	0.18 mg	0.18 mg	0.13 g
ケーキドーナッツ	0.02 g	0.00 g	0.32 mg	0.27 mg	0.05 g
かわらせんべい	0.02 g	0.00 g	0.28 mg	0.23 mg	0.01 g
串団子（あん）	0.02 g	0.00 g	0.22 mg	0.25 mg	0.25 g
桜もち（関東風）	0.02 g	0.00 g	0.16 mg	0.16 mg	0.17 g
かしわもち	0.02 g	0.00 g	0.19 mg	0.23 mg	0.24 g
栗まんじゅう	0.02 g	0.00 g	0.20 mg	0.21 mg	0.08 g
カステラ	0.02 g	0.00 g	0.25 mg	0.30 mg	0.08 g
今川焼き	0.02 g	0.00 g	0.27 mg	0.25 mg	0.20 g
たい焼き	0.02 g	0.00 g	0.27 mg	0.25 mg	0.20 g
きんつば	0.02 g	0.00 g	0.98 mg	0.22 mg	0.13 g
ねりきり	0.02 g	0.00 g	0.13 mg	0.17 mg	0.13 g
アイスミルクキャンデー	0.02 g	0.00 g	0.84 mg	0.60 mg	0.39 g
大福	0.02 g	0.00 g	0.20 mg	0.25 mg	0.18 g
あられ	0.02 g	0.00 g	0.39 mg	0.39 mg	0.01 g
塩せんべい	0.02 g	0.01 g	0.35 mg	0.27 mg	0.02 g
ポップコーン	0.02 g	0.00 g	0.62 mg	0.60 mg	0.01 g
ショートケーキ	0.02 g	0.00 g	0.27 mg	0.35 mg	0.09 g
アイスクリーム（普通脂肪）	0.02 g	0.00 g	1.06 mg	0.67 mg	0.36 g
どら焼き	0.02 g	0.00 g	0.60 mg	0.26 mg	0.11 g
ジャムパン	0.02 g	0.00 g	0.32 mg	0.22 mg	0.11 g
南部せんべい（ごま入り）	0.03 g	0.00 g	0.42 mg	0.37 mg	0.01 g
あんぱん	0.03 g	0.00 g	0.28 mg	0.26 mg	0.13 g
ワッフル（カスタードクリーム入り）	0.03 g	0.00 g	0.59 mg	0.51 mg	0.18 g
クリームパン	0.03 g	0.00 g	0.39 mg	0.39 mg	0.12 g
シュークリーム	0.03 g	0.00 g	0.41 mg	0.53 mg	0.22 g
カスタードプリン	0.04 g	0.00 g	1.11 mg	0.87 mg	0.59 g

資料編 2

なにかと便利な
加熱したあとの食品の栄養成分値

ここに記載された「正味重量」とは、焼く、ゆでる、水煮にする、蒸すなど加熱後の正味重量のことです。

※「ゆでる」と「水煮にする」は、どちらも水（湯）とともに加熱する方法です。「ゆでる」は素材を加熱する手段です。主に下ごしらえとして素材に火を通すために熱湯で煮ることです。多くの場合、ゆで汁は捨ててしまいます。一方、「水煮にする」は調理の方法です。素材を食べられる状態にするために、水だけ、または薄い塩水やだしで煮ることです。加熱に利用した汁も同時に利用します。

肉 類

食品名	正味重量	エネルギー	タンパク質	塩分	カリウム	リン	水分
牛もも肉 （国産牛・皮下脂肪なし） 焼くと	10 g	25 kcal	2.8 g	0.0 g	43 mg	23 mg	5.7 g
	15 g	37 kcal	4.2 g	0.0 g	65 mg	35 mg	8.5 g
	25 g	61 kcal	7.0 g	0.1 g	108 mg	58 mg	14.2 g
	35 g	86 kcal	9.8 g	0.1 g	151 mg	81 mg	19.9 g
	40 g	98 kcal	11.2 g	0.1 g	172 mg	92 mg	22.8 g
牛もも肉 （国産牛・皮下脂肪なし） ゆでると	10 g	25 kcal	2.8 g	0.0 g	22 mg	16 mg	5.6 g
	15 g	38 kcal	4.3 g	0.0 g	33 mg	24 mg	8.5 g
	25 g	63 kcal	7.1 g	0.0 g	55 mg	40 mg	14.1 g
	35 g	88 kcal	9.9 g	0.0 g	77 mg	56 mg	19.7 g
	40 g	101 kcal	11.4 g	0.0 g	88 mg	64 mg	22.6 g
豚もも肉 （皮下脂肪なし） 焼くと	10 g	20 kcal	3.0 g	0.0 g	45 mg	27 mg	6.0 g
	15 g	30 kcal	4.5 g	0.0 g	68 mg	41 mg	9.1 g
	25 g	50 kcal	7.6 g	0.0 g	113 mg	68 mg	15.1 g
	35 g	70 kcal	10.6 g	0.0 g	158 mg	95 mg	21.1 g
	40 g	80 kcal	12.1 g	0.0 g	180 mg	108 mg	24.2 g
豚もも肉 （皮下脂肪なし） ゆでると	10 g	20 kcal	2.9 g	0.0 g	20 mg	19 mg	6.2 g
	15 g	30 kcal	4.3 g	0.0 g	30 mg	29 mg	9.3 g
	25 g	50 kcal	7.2 g	0.0 g	50 mg	48 mg	15.5 g
	35 g	70 kcal	10.1 g	0.0 g	70 mg	67 mg	21.6 g
	40 g	80 kcal	11.6 g	0.0 g	80 mg	76 mg	24.7 g
豚ロース肉 （脂身つき） 焼くと	10 g	33 kcal	2.7 g	0.0 g	40 mg	25 mg	4.9 g
	15 g	49 kcal	4.0 g	0.0 g	60 mg	38 mg	7.4 g
	25 g	82 kcal	6.7 g	0.0 g	100 mg	63 mg	12.3 g
	35 g	115 kcal	9.3 g	0.0 g	140 mg	88 mg	17.2 g
	40 g	131 kcal	10.7 g	0.0 g	160 mg	100 mg	19.6 g
豚ロース肉 （脂身つき） ゆでると	10 g	33 kcal	2.4 g	0.0 g	18 mg	14 mg	5.1 g
	15 g	49 kcal	3.6 g	0.0 g	27 mg	21 mg	7.7 g
	25 g	82 kcal	6.0 g	0.0 g	45 mg	35 mg	12.8 g
	35 g	115 kcal	8.4 g	0.0 g	63 mg	49 mg	17.9 g
	40 g	132 kcal	9.6 g	0.0 g	72 mg	56 mg	20.4 g
鶏もも肉 （皮つき） 焼くと	10 g	23 kcal	2.5 g	0.0 g	36 mg	22 mg	6.1 g
	15 g	34 kcal	3.7 g	0.0 g	54 mg	33 mg	9.1 g
	25 g	57 kcal	6.2 g	0.1 g	90 mg	55 mg	15.2 g
	35 g	80 kcal	8.7 g	0.1 g	126 mg	77 mg	21.3 g
	40 g	92 kcal	10.0 g	0.1 g	144 mg	88 mg	24.4 g
鶏もも肉 （皮つき） ゆでると	10 g	22 kcal	2.1 g	0.0 g	21 mg	16 mg	6.4 g
	15 g	33 kcal	3.2 g	0.0 g	32 mg	24 mg	9.6 g
	25 g	56 kcal	5.3 g	0.0 g	53 mg	40 mg	16.0 g
	35 g	78 kcal	7.4 g	0.0 g	74 mg	56 mg	22.4 g
	40 g	89 kcal	8.4 g	0.0 g	84 mg	64 mg	25.6 g

食品名	正味重量	エネルギー	タンパク質	塩分	カリウム	リン	水分
ささ身	10 g	13 kcal	2.7 g	0.0 g	48 mg	26 mg	7.0 g
	15 g	19 kcal	4.1 g	0.0 g	72 mg	39 mg	10.5 g
	25 g	32 kcal	6.8 g	0.0 g	120 mg	65 mg	17.5 g
焼くと	35 g	44 kcal	9.6 g	0.0 g	168 mg	91 mg	24.5 g
	40 g	51 kcal	10.9 g	0.0 g	192 mg	104 mg	28.0 g
ささ身	10 g	13 kcal	2.7 g	0.0 g	35 mg	22 mg	7.1 g
	15 g	19 kcal	4.1 g	0.0 g	53 mg	33 mg	10.6 g
	25 g	31 kcal	6.8 g	0.0 g	88 mg	55 mg	17.7 g
ゆでると	35 g	44 kcal	9.6 g	0.0 g	123 mg	77 mg	24.7 g
	40 g	50 kcal	10.9 g	0.0 g	140 mg	88 mg	28.2 g

魚介類

食品名	正味重量	エネルギー	タンパク質	塩分	カリウム	リン	水分
あじ	10 g	14 kcal	2.4 g	0.0 g	37 mg	25 mg	7.0 g
	15 g	21 kcal	3.5 g	0.0 g	56 mg	38 mg	10.6 g
	25 g	36 kcal	5.9 g	0.1 g	93 mg	63 mg	17.6 g
水煮にすると	35 g	50 kcal	8.3 g	0.1 g	130 mg	88 mg	24.6 g
	40 g	57 kcal	9.4 g	0.1 g	148 mg	100 mg	28.2 g
あじ	10 g	16 kcal	2.8 g	0.0 g	49 mg	32 mg	6.6 g
	15 g	25 kcal	4.1 g	0.1 g	74 mg	48 mg	9.8 g
	25 g	41 kcal	6.9 g	0.1 g	123 mg	80 mg	16.4 g
焼くと	35 g	57 kcal	9.6 g	0.1 g	172 mg	112 mg	23.0 g
	40 g	66 kcal	11.0 g	0.2 g	196 mg	128 mg	26.2 g
あなご	10 g	19 kcal	1.8 g	0.0 g	28 mg	18 mg	6.9 g
	15 g	29 kcal	2.6 g	0.0 g	42 mg	27 mg	10.3 g
	25 g	49 kcal	4.4 g	0.1 g	70 mg	45 mg	17.1 g
蒸すと	35 g	68 kcal	6.2 g	0.1 g	98 mg	63 mg	24.0 g
	40 g	78 kcal	7.0 g	0.1 g	112 mg	72 mg	27.4 g
あまだい	10 g	13 kcal	2.1 g	0.0 g	35 mg	16 mg	7.4 g
	15 g	19 kcal	3.1 g	0.0 g	53 mg	24 mg	11.1 g
	25 g	31 kcal	5.2 g	0.1 g	88 mg	40 mg	18.6 g
水煮にすると	35 g	44 kcal	7.2 g	0.1 g	123 mg	56 mg	26.0 g
	40 g	50 kcal	8.3 g	0.1 g	140 mg	64 mg	29.7 g
あまだい	10 g	12 kcal	2.3 g	0.0 g	41 mg	22 mg	7.4 g
	15 g	18 kcal	3.4 g	0.0 g	62 mg	33 mg	11.0 g
	25 g	30 kcal	5.6 g	0.1 g	103 mg	55 mg	18.4 g
焼くと	35 g	42 kcal	7.9 g	0.1 g	144 mg	77 mg	25.8 g
	40 g	48 kcal	9.0 g	0.1 g	164 mg	88 mg	29.4 g

食品名		正味重量	エネルギー	タンパク質	塩分	カリウム	リン	水分
鮎 (養殖・はらわたを含まない) **焼くと**		10 g	24 kcal	2.3 g	0.0 g	43 mg	43 mg	5.9 g
		15 g	36 kcal	3.4 g	0.0 g	65 mg	65 mg	8.9 g
		25 g	60 kcal	5.7 g	0.1 g	108 mg	108 mg	14.8 g
		35 g	84 kcal	7.9 g	0.1 g	151 mg	151 mg	20.8 g
		40 g	96 kcal	9.0 g	0.1 g	172 mg	172 mg	23.7 g
鮎 (天然・はらわたを含まない) **焼くと**		10 g	18 kcal	2.7 g	0.0 g	51 mg	46 mg	6.4 g
		15 g	27 kcal	4.0 g	0.0 g	77 mg	69 mg	9.6 g
		25 g	44 kcal	6.7 g	0.1 g	128 mg	115 mg	16.0 g
		35 g	62 kcal	9.3 g	0.1 g	179 mg	161 mg	22.4 g
		40 g	71 kcal	10.6 g	0.1 g	204 mg	184 mg	25.6 g
いわし (まいわし) **水煮にすると**		10 g	22 kcal	2.3 g	0.0 g	32 mg	25 mg	6.2 g
		15 g	34 kcal	3.5 g	0.0 g	48 mg	38 mg	9.3 g
		25 g	56 kcal	5.8 g	0.1 g	80 mg	63 mg	15.4 g
		35 g	78 kcal	8.1 g	0.1 g	112 mg	88 mg	21.6 g
		40 g	90 kcal	9.2 g	0.1 g	128 mg	100 mg	24.7 g
いわし (まいわし) **焼くと**		10 g	24 kcal	2.6 g	0.0 g	40 mg	30 mg	5.8 g
		15 g	37 kcal	3.9 g	0.1 g	60 mg	45 mg	8.7 g
		25 g	61 kcal	6.5 g	0.1 g	100 mg	75 mg	14.4 g
		35 g	85 kcal	9.0 g	0.1 g	140 mg	105 mg	20.2 g
		40 g	98 kcal	10.3 g	0.2 g	160 mg	120 mg	23.1 g
かます **焼くと**		10 g	15 kcal	2.3 g	0.0 g	36 mg	19 mg	7.0 g
		15 g	22 kcal	3.5 g	0.1 g	54 mg	29 mg	10.5 g
		25 g	36 kcal	5.8 g	0.1 g	90 mg	48 mg	17.6 g
		35 g	51 kcal	8.2 g	0.1 g	126 mg	67 mg	24.6 g
		40 g	58 kcal	9.3 g	0.2 g	144 mg	76 mg	28.1 g
かれい (まがれい) **水煮にすると**		10 g	11 kcal	2.1 g	0.0 g	32 mg	20 mg	7.6 g
		15 g	16 kcal	3.2 g	0.0 g	48 mg	30 mg	11.3 g
		25 g	27 kcal	5.4 g	0.1 g	80 mg	50 mg	18.9 g
		35 g	37 kcal	7.5 g	0.1 g	112 mg	70 mg	26.5 g
		40 g	43 kcal	8.6 g	0.1 g	128 mg	80 mg	30.2 g
かれい (まがれい) **焼くと**		10 g	11 kcal	2.3 g	0.0 g	37 mg	24 mg	7.4 g
		15 g	17 kcal	3.5 g	0.0 g	56 mg	36 mg	11.1 g
		25 g	28 kcal	5.9 g	0.1 g	93 mg	60 mg	18.5 g
		35 g	39 kcal	8.2 g	0.1 g	130 mg	84 mg	25.9 g
		40 g	44 kcal	9.4 g	0.1 g	148 mg	96 mg	29.6 g
子持ちがれい **水煮にすると**		10 g	16 kcal	2.2 g	0.0 g	27 mg	21 mg	6.9 g
		15 g	24 kcal	3.3 g	0.0 g	41 mg	32 mg	10.4 g
		25 g	41 kcal	5.6 g	0.1 g	68 mg	53 mg	17.3 g
		35 g	57 kcal	7.8 g	0.1 g	95 mg	74 mg	24.3 g
		40 g	65 kcal	8.9 g	0.1 g	108 mg	84 mg	27.7 g

食品名		正味重量	エネルギー	タンパク質	塩分	カリウム	リン	水分
生ざけ （白ざけ） **水煮にすると**		10 g	15 kcal	2.6 g	0.0 g	34 mg	25 mg	6.9 g
		15 g	23 kcal	3.8 g	0.0 g	51 mg	38 mg	10.3 g
		25 g	38 kcal	6.4 g	0.1 g	85 mg	63 mg	17.1 g
		35 g	53 kcal	8.9 g	0.1 g	119 mg	88 mg	24.0 g
		40 g	61 kcal	10.2 g	0.1 g	136 mg	100 mg	27.4 g
生ざけ （白ざけ） **焼くと**		10 g	17 kcal	2.9 g	0.0 g	44 mg	31 mg	6.4 g
		15 g	26 kcal	4.4 g	0.0 g	66 mg	47 mg	9.6 g
		25 g	43 kcal	7.3 g	0.1 g	110 mg	78 mg	16.1 g
		35 g	60 kcal	10.2 g	0.1 g	154 mg	109 mg	22.5 g
		40 g	68 kcal	11.6 g	0.1 g	176 mg	124 mg	25.7 g
紅ざけ （生） **焼くと**		10 g	18 kcal	2.9 g	0.0 g	49 mg	34 mg	6.3 g
		15 g	27 kcal	4.3 g	0.0 g	74 mg	51 mg	9.5 g
		25 g	44 kcal	7.1 g	0.1 g	123 mg	85 mg	15.9 g
		35 g	62 kcal	10.0 g	0.1 g	172 mg	119 mg	22.2 g
		40 g	71 kcal	11.4 g	0.1 g	196 mg	136 mg	25.4 g
銀ざけ （生） **焼くと**		10 g	26 kcal	2.5 g	0.0 g	46 mg	32 mg	5.7 g
		15 g	39 kcal	3.8 g	0.0 g	69 mg	48 mg	8.5 g
		25 g	64 kcal	6.3 g	0.1 g	115 mg	80 mg	14.2 g
		35 g	90 kcal	8.8 g	0.1 g	161 mg	112 mg	19.8 g
		40 g	103 kcal	10.1 g	0.1 g	184 mg	128 mg	22.7 g
キングサーモン **焼くと**		10 g	27 kcal	2.6 g	0.0 g	52 mg	33 mg	5.5 g
		15 g	40 kcal	4.0 g	0.0 g	78 mg	50 mg	8.2 g
		25 g	67 kcal	6.6 g	0.0 g	130 mg	83 mg	13.7 g
		35 g	94 kcal	9.2 g	0.0 g	182 mg	116 mg	19.2 g
		40 g	108 kcal	10.6 g	0.0 g	208 mg	132 mg	22.0 g
さば （輸入） **水煮にすると**		10 g	35 kcal	1.9 g	0.0 g	28 mg	21 mg	5.1 g
		15 g	52 kcal	2.8 g	0.0 g	42 mg	32 mg	7.7 g
		25 g	87 kcal	4.7 g	0.1 g	70 mg	53 mg	12.9 g
		35 g	122 kcal	6.5 g	0.1 g	98 mg	74 mg	18.0 g
		40 g	139 kcal	7.4 g	0.1 g	112 mg	84 mg	20.6 g
さば （輸入） **焼くと**		10 g	37 kcal	2.2 g	0.0 g	39 mg	26 mg	4.7 g
		15 g	56 kcal	3.3 g	0.0 g	59 mg	39 mg	7.1 g
		25 g	93 kcal	5.5 g	0.1 g	98 mg	65 mg	11.8 g
		35 g	130 kcal	7.6 g	0.1 g	137 mg	91 mg	16.5 g
		40 g	148 kcal	8.7 g	0.1 g	156 mg	104 mg	18.8 g
さんま **焼くと**		10 g	30 kcal	2.5 g	0.0 g	29 mg	23 mg	5.3 g
		15 g	45 kcal	3.7 g	0.0 g	44 mg	35 mg	8.0 g
		25 g	75 kcal	6.2 g	0.1 g	73 mg	58 mg	13.3 g
		35 g	105 kcal	8.7 g	0.1 g	102 mg	81 mg	18.6 g
		40 g	120 kcal	10.0 g	0.1 g	116 mg	92 mg	21.3 g

食品名		正味重量	エネルギー	タンパク質	塩分	カリウム	リン	水分
さわら		10 g	20 kcal	2.4 g	0.0 g	61 mg	31 mg	6.4 g
		15 g	30 kcal	3.5 g	0.0 g	92 mg	47 mg	9.6 g
		25 g	51 kcal	5.9 g	0.1 g	153 mg	78 mg	16.0 g
	焼くと	35 g	71 kcal	8.3 g	0.1 g	214 mg	109 mg	22.3 g
		40 g	81 kcal	9.4 g	0.1 g	244 mg	124 mg	25.5 g
たい		10 g	23 kcal	2.3 g	0.0 g	45 mg	22 mg	6.2 g
（まだい・養殖）		15 g	34 kcal	3.4 g	0.0 g	68 mg	33 mg	9.3 g
		25 g	57 kcal	5.7 g	0.0 g	113 mg	55 mg	15.5 g
	水煮にすると	35 g	79 kcal	8.0 g	0.0 g	158 mg	77 mg	21.7 g
		40 g	90 kcal	9.2 g	0.0 g	180 mg	88 mg	24.8 g
たい		10 g	23 kcal	2.3 g	0.0 g	50 mg	26 mg	6.2 g
（まだい・養殖）		15 g	34 kcal	3.5 g	0.0 g	75 mg	39 mg	9.3 g
		25 g	57 kcal	5.8 g	0.0 g	125 mg	65 mg	15.5 g
	焼くと	35 g	79 kcal	8.1 g	0.0 g	175 mg	91 mg	21.6 g
		40 g	90 kcal	9.2 g	0.0 g	200 mg	104 mg	24.7 g
たら		10 g	11 kcal	2.5 g	0.0 g	48 mg	28 mg	7.3 g
（生だら）		15 g	16 kcal	3.8 g	0.1 g	72 mg	42 mg	10.9 g
		25 g	27 kcal	6.3 g	0.1 g	120 mg	70 mg	18.2 g
	焼くと	35 g	38 kcal	8.8 g	0.1 g	168 mg	98 mg	25.5 g
		40 g	44 kcal	10.1 g	0.2 g	192 mg	112 mg	29.1 g
ぶり		10 g	30 kcal	2.6 g	0.0 g	44 mg	17 mg	5.2 g
		15 g	46 kcal	3.9 g	0.0 g	66 mg	26 mg	7.8 g
		25 g	76 kcal	6.6 g	0.0 g	110 mg	43 mg	13.0 g
	焼くと	35 g	106 kcal	9.2 g	0.0 g	154 mg	60 mg	18.1 g
		40 g	122 kcal	10.5 g	0.0 g	176 mg	68 mg	20.7 g
むつ		10 g	17 kcal	2.2 g	0.0 g	41 mg	23 mg	6.8 g
		15 g	26 kcal	3.3 g	0.0 g	62 mg	35 mg	10.2 g
		25 g	43 kcal	5.6 g	0.1 g	103 mg	58 mg	17.1 g
	水煮にすると	35 g	61 kcal	7.8 g	0.1 g	144 mg	81 mg	23.9 g
		40 g	69 kcal	8.9 g	0.1 g	164 mg	92 mg	27.3 g
いか		10 g	10 kcal	2.1 g	0.1 g	26 mg	27 mg	7.6 g
（するめいか）		15 g	15 kcal	3.2 g	0.1 g	39 mg	41 mg	11.3 g
		25 g	26 kcal	5.3 g	0.2 g	65 mg	68 mg	18.9 g
	水煮にすると	35 g	36 kcal	7.4 g	0.3 g	91 mg	95 mg	26.5 g
		40 g	41 kcal	8.5 g	0.3 g	104 mg	108 mg	30.2 g
いか		10 g	12 kcal	2.4 g	0.1 g	32 mg	31 mg	7.2 g
（するめいか）		15 g	18 kcal	3.6 g	0.2 g	48 mg	47 mg	10.8 g
		25 g	29 kcal	6.0 g	0.3 g	80 mg	78 mg	18.1 g
	焼くと	35 g	41 kcal	8.4 g	0.4 g	112 mg	109 mg	25.3 g
		40 g	47 kcal	9.6 g	0.5 g	128 mg	124 mg	28.9 g

食品名		正味重量	エネルギー	タンパク質	塩分	カリウム	リン	水分
車えび		10 g	12 kcal	2.8 g	0.1 g	50 mg	39 mg	6.9 g
		15 g	19 kcal	4.2 g	0.1 g	75 mg	59 mg	10.4 g
		25 g	31 kcal	7.1 g	0.1 g	125 mg	98 mg	17.3 g
	ゆでると	35 g	43 kcal	9.9 g	0.2 g	175 mg	137 mg	24.3 g
		40 g	50 kcal	11.3 g	0.2 g	200 mg	156 mg	27.7 g
車えび		10 g	10 kcal	2.4 g	0.1 g	40 mg	33 mg	7.4 g
		15 g	15 kcal	3.5 g	0.1 g	60 mg	50 mg	11.2 g
		25 g	26 kcal	5.9 g	0.1 g	100 mg	83 mg	18.6 g
	焼くと	35 g	36 kcal	8.2 g	0.2 g	140 mg	116 mg	26.0 g
		40 g	41 kcal	9.4 g	0.2 g	160 mg	132 mg	29.8 g
毛がに		10 g	8 kcal	1.8 g	0.1 g	28 mg	20 mg	7.9 g
		20 g	17 kcal	3.7 g	0.1 g	56 mg	40 mg	15.8 g
		30 g	25 kcal	5.5 g	0.2 g	84 mg	60 mg	23.8 g
	ゆでると	50 g	42 kcal	9.2 g	0.3 g	140 mg	100 mg	39.6 g
		100 g	83 kcal	18.4 g	0.6 g	280 mg	200 mg	79.2 g
かき		10 g	9 kcal	1.0 g	0.1 g	17 mg	14 mg	7.9 g
		15 g	14 kcal	1.4 g	0.2 g	26 mg	21 mg	11.8 g
		20 g	18 kcal	1.9 g	0.2 g	34 mg	28 mg	15.7 g
	水煮にすると	30 g	27 kcal	2.9 g	0.3 g	51 mg	42 mg	23.6 g
		40 g	36 kcal	3.8 g	0.4 g	68 mg	56 mg	31.5 g
さざえ		10 g	10 kcal	2.1 g	0.1 g	22 mg	12 mg	7.6 g
		15 g	15 kcal	3.2 g	0.1 g	33 mg	18 mg	11.3 g
		20 g	19 kcal	4.3 g	0.1 g	44 mg	24 mg	15.1 g
	焼くと	25 g	24 kcal	5.3 g	0.2 g	55 mg	30 mg	18.9 g
		30 g	29 kcal	6.4 g	0.2 g	66 mg	36 mg	22.7 g
はまぐり		10 g	9 kcal	1.5 g	0.1 g	18 mg	19 mg	7.9 g
		15 g	13 kcal	2.2 g	0.2 g	27 mg	29 mg	11.8 g
		20 g	17 kcal	3.0 g	0.2 g	36 mg	38 mg	15.7 g
	水煮にすると	25 g	22 kcal	3.7 g	0.3 g	45 mg	48 mg	19.7 g
		30 g	26 kcal	4.5 g	0.4 g	54 mg	57 mg	23.6 g
はまぐり		10 g	8 kcal	1.3 g	0.2 g	23 mg	14 mg	8.0 g
		15 g	12 kcal	2.0 g	0.3 g	35 mg	21 mg	12.0 g
		20 g	15 kcal	2.7 g	0.4 g	46 mg	28 mg	16.0 g
	焼くと	25 g	19 kcal	3.3 g	0.5 g	58 mg	35 mg	20.0 g
		30 g	23 kcal	4.0 g	0.6 g	69 mg	42 mg	23.9 g
あじの開き干し		10 g	22 kcal	2.5 g	0.2 g	35 mg	27 mg	6.0 g
		15 g	33 kcal	3.7 g	0.3 g	53 mg	41 mg	9.0 g
		25 g	55 kcal	6.2 g	0.5 g	88 mg	68 mg	15.0 g
	焼くと	35 g	77 kcal	8.6 g	0.7 g	123 mg	95 mg	21.0 g
		40 g	88 kcal	9.8 g	0.8 g	140 mg	108 mg	24.0 g

食品名		正味重量	エネルギー	タンパク質	塩分	カリウム	リン	水分
めざし		10 g	24 kcal	2.4 g	0.4 g	22 mg	29 mg	5.6 g
		15 g	37 kcal	3.6 g	0.5 g	33 mg	44 mg	8.4 g
		20 g	49 kcal	4.7 g	0.7 g	44 mg	58 mg	11.2 g
	焼くと	30 g	73 kcal	7.1 g	1.1 g	66 mg	87 mg	16.9 g
		40 g	98 kcal	9.5 g	1.4 g	88 mg	116 mg	22.5 g
ししゃも		15 g	28 kcal	2.7 g	0.3 g	32 mg	68 mg	10.0 g
（子持ち・カラフトししゃも）		20 g	37 kcal	3.6 g	0.4 g	42 mg	90 mg	13.3 g
		25 g	47 kcal	4.6 g	0.5 g	53 mg	113 mg	16.6 g
		30 g	56 kcal	5.5 g	0.6 g	63 mg	135 mg	19.9 g
	焼くと	35 g	65 kcal	6.4 g	0.7 g	74 mg	158 mg	23.2 g
たらこ		5 g	9 kcal	1.4 g	0.3 g	17 mg	24 mg	2.9 g
		10 g	17 kcal	2.8 g	0.5 g	34 mg	47 mg	5.9 g
		15 g	26 kcal	4.2 g	0.8 g	51 mg	71 mg	8.8 g
	焼くと	20 g	34 kcal	5.7 g	1.1 g	68 mg	94 mg	11.7 g
		25 g	43 kcal	7.1 g	1.3 g	85 mg	118 mg	14.7 g

豆　類

食品名		正味重量	エネルギー	タンパク質	塩分	カリウム	リン	水分
枝豆		5 g	7 kcal	0.6 g	0.0 g	25 mg	9 mg	3.6 g
		15 g	20 kcal	1.7 g	0.0 g	74 mg	26 mg	10.8 g
		20 g	27 kcal	2.3 g	0.0 g	98 mg	34 mg	14.4 g
	ゆでると	25 g	34 kcal	2.9 g	0.0 g	123 mg	43 mg	18.0 g
		30 g	40 kcal	3.5 g	0.0 g	147 mg	51 mg	21.6 g
あずき		5 g	7 kcal	0.4 g	0.0 g	23 mg	5 mg	3.2 g
		15 g	21 kcal	1.3 g	0.0 g	69 mg	15 mg	9.7 g
		20 g	29 kcal	1.8 g	0.0 g	92 mg	20 mg	13.0 g
	ゆでると	25 g	36 kcal	2.2 g	0.0 g	115 mg	25 mg	16.2 g
		30 g	43 kcal	2.7 g	0.0 g	138 mg	30 mg	19.4 g
いんげん豆		5 g	7 kcal	0.4 g	0.0 g	24 mg	8 mg	3.2 g
		15 g	21 kcal	1.3 g	0.0 g	71 mg	23 mg	9.6 g
		20 g	29 kcal	1.7 g	0.0 g	94 mg	30 mg	12.9 g
	ゆでると	25 g	36 kcal	2.1 g	0.0 g	118 mg	38 mg	16.1 g
		30 g	43 kcal	2.6 g	0.0 g	141 mg	45 mg	19.3 g
グリンピース		5 g	6 kcal	0.4 g	0.0 g	17 mg	4 mg	3.6 g
		15 g	17 kcal	1.2 g	0.0 g	51 mg	12 mg	10.8 g
		20 g	22 kcal	1.7 g	0.0 g	68 mg	16 mg	14.4 g
	ゆでると	25 g	28 kcal	2.1 g	0.0 g	85 mg	20 mg	18.1 g
		30 g	33 kcal	2.5 g	0.0 g	102 mg	24 mg	21.7 g

食品名	正味重量	エネルギー	タンパク質	塩分	カリウム	リン	水分
ささげ	5 g	7 kcal	0.5 g	0.0 g	20 mg	8 mg	3.2 g
	15 g	22 kcal	1.5 g	0.0 g	60 mg	23 mg	9.6 g
	20 g	29 kcal	2.0 g	0.0 g	80 mg	30 mg	12.8 g
ゆでると	25 g	36 kcal	2.6 g	0.0 g	100 mg	38 mg	16.0 g
	30 g	44 kcal	3.1 g	0.0 g	120 mg	45 mg	19.2 g
そら豆	5 g	6 kcal	0.5 g	0.0 g	20 mg	12 mg	3.6 g
	15 g	17 kcal	1.6 g	0.0 g	59 mg	35 mg	10.7 g
	20 g	22 kcal	2.1 g	0.0 g	78 mg	46 mg	14.3 g
ゆでると	25 g	28 kcal	2.6 g	0.0 g	98 mg	58 mg	17.8 g
	30 g	34 kcal	3.2 g	0.0 g	117 mg	69 mg	21.4 g

野菜類

食品名	正味重量	エネルギー	タンパク質	塩分	カリウム	リン	水分
アスパラガス	5 g	1 kcal	0.1 g	0.0 g	13 mg	3 mg	4.6 g
	10 g	2 kcal	0.3 g	0.0 g	26 mg	6 mg	9.2 g
（グリーン）	15 g	4 kcal	0.4 g	0.0 g	39 mg	9 mg	13.8 g
ゆでると	20 g	5 kcal	0.5 g	0.0 g	52 mg	12 mg	18.4 g
	30 g	7 kcal	0.8 g	0.0 g	78 mg	18 mg	27.6 g
オクラ	5 g	2 kcal	0.1 g	0.0 g	14 mg	3 mg	4.5 g
	10 g	3 kcal	0.2 g	0.0 g	28 mg	6 mg	8.9 g
	15 g	5 kcal	0.3 g	0.0 g	42 mg	8 mg	13.4 g
ゆでると	20 g	7 kcal	0.4 g	0.0 g	56 mg	11 mg	17.9 g
	30 g	10 kcal	0.6 g	0.0 g	84 mg	17 mg	26.8 g
かぶ	10 g	2 kcal	0.1 g	0.0 g	25 mg	3 mg	9.4 g
	15 g	3 kcal	0.1 g	0.0 g	38 mg	4 mg	14.1 g
（根）	20 g	4 kcal	0.1 g	0.0 g	50 mg	5 mg	18.7 g
ゆでると	30 g	7 kcal	0.2 g	0.0 g	75 mg	8 mg	28.1 g
	50 g	11 kcal	0.3 g	0.0 g	125 mg	13 mg	46.9 g
かぼちゃ	10 g	9 kcal	0.2 g	0.0 g	43 mg	4 mg	7.6 g
	20 g	19 kcal	0.3 g	0.0 g	86 mg	9 mg	15.1 g
（西洋かぼちゃ）	30 g	28 kcal	0.5 g	0.0 g	129 mg	13 mg	22.7 g
ゆでると	40 g	37 kcal	0.6 g	0.0 g	172 mg	17 mg	30.3 g
	50 g	47 kcal	0.8 g	0.0 g	215 mg	22 mg	37.9 g
カリフラワー	10 g	3 kcal	0.3 g	0.0 g	22 mg	4 mg	9.2 g
	15 g	4 kcal	0.4 g	0.0 g	33 mg	6 mg	13.7 g
	20 g	5 kcal	0.5 g	0.0 g	44 mg	7 mg	18.3 g
ゆでると	25 g	7 kcal	0.7 g	0.0 g	55 mg	9 mg	22.9 g
	30 g	8 kcal	0.8 g	0.0 g	66 mg	11 mg	27.5 g

食品名		正味重量	エネルギー	タンパク質	塩分	カリウム	リン	水分
キャベツ		20 g	4 kcal	0.2 g	0.0 g	18 mg	4 mg	18.8 g
		30 g	6 kcal	0.3 g	0.0 g	28 mg	6 mg	28.2 g
		40 g	8 kcal	0.4 g	0.0 g	37 mg	8 mg	37.6 g
	ゆでると	50 g	10 kcal	0.5 g	0.0 g	46 mg	10 mg	47.0 g
		60 g	12 kcal	0.5 g	0.0 g	55 mg	12 mg	56.3 g
京菜 (水菜)		20 g	4 kcal	0.4 g	0.0 g	74 mg	13 mg	18.4 g
		30 g	7 kcal	0.6 g	0.0 g	111 mg	19 mg	27.5 g
		40 g	9 kcal	0.8 g	0.0 g	148 mg	26 mg	36.7 g
	ゆでると	50 g	11 kcal	1.0 g	0.1 g	185 mg	32 mg	45.9 g
		60 g	13 kcal	1.2 g	0.1 g	222 mg	38 mg	55.1 g
ごぼう		10 g	6 kcal	0.2 g	0.0 g	21 mg	5 mg	8.4 g
		20 g	12 kcal	0.3 g	0.0 g	42 mg	9 mg	16.8 g
		30 g	17 kcal	0.5 g	0.0 g	63 mg	14 mg	25.2 g
	ゆでると	40 g	23 kcal	0.6 g	0.0 g	84 mg	18 mg	33.6 g
		50 g	29 kcal	0.8 g	0.0 g	105 mg	23 mg	42.0 g
小松菜		20 g	3 kcal	0.3 g	0.0 g	28 mg	9 mg	18.8 g
		30 g	5 kcal	0.5 g	0.0 g	42 mg	14 mg	28.2 g
		40 g	6 kcal	0.6 g	0.0 g	56 mg	18 mg	37.6 g
	ゆでると	50 g	8 kcal	0.8 g	0.0 g	70 mg	23 mg	47.0 g
		60 g	9 kcal	1.0 g	0.0 g	84 mg	28 mg	56.4 g
さやいんげん		5 g	1 kcal	0.1 g	0.0 g	14 mg	2 mg	4.6 g
		10 g	3 kcal	0.2 g	0.0 g	27 mg	4 mg	9.2 g
		15 g	4 kcal	0.3 g	0.0 g	41 mg	6 mg	13.8 g
	ゆでると	20 g	5 kcal	0.4 g	0.0 g	54 mg	9 mg	18.3 g
		30 g	8 kcal	0.5 g	0.0 g	81 mg	13 mg	27.5 g
さやえんどう		5 g	2 kcal	0.2 g	0.0 g	8 mg	3 mg	4.5 g
		10 g	3 kcal	0.3 g	0.0 g	16 mg	6 mg	8.9 g
		15 g	5 kcal	0.5 g	0.0 g	24 mg	9 mg	13.4 g
	ゆでると	20 g	7 kcal	0.6 g	0.0 g	32 mg	12 mg	17.8 g
		30 g	10 kcal	1.0 g	0.0 g	48 mg	18 mg	26.7 g
春菊		20 g	5 kcal	0.5 g	0.0 g	54 mg	9 mg	18.2 g
		30 g	8 kcal	0.8 g	0.0 g	81 mg	13 mg	27.3 g
		40 g	11 kcal	1.1 g	0.0 g	108 mg	18 mg	36.4 g
	ゆでると	50 g	14 kcal	1.4 g	0.1 g	135 mg	22 mg	45.6 g
		60 g	16 kcal	1.6 g	0.1 g	162 mg	26 mg	54.7 g
大根		20 g	4 kcal	0.1 g	0.0 g	42 mg	3 mg	19.0 g
		30 g	5 kcal	0.2 g	0.0 g	63 mg	4 mg	28.4 g
		40 g	7 kcal	0.2 g	0.0 g	84 mg	6 mg	37.9 g
	ゆでると	50 g	9 kcal	0.3 g	0.0 g	105 mg	7 mg	47.4 g
		60 g	11 kcal	0.3 g	0.0 g	126 mg	8 mg	56.9 g

食品名		正味重量	エネルギー	タンパク質	塩分	カリウム	リン	水分
玉ねぎ		10 g	3 kcal	0.1 g	0.0 g	11 mg	3 mg	9.2 g
		20 g	6 kcal	0.2 g	0.0 g	22 mg	5 mg	18.3 g
		30 g	9 kcal	0.2 g	0.0 g	33 mg	8 mg	27.5 g
	ゆでると	40 g	12 kcal	0.3 g	0.0 g	44 mg	10 mg	36.6 g
		50 g	16 kcal	0.4 g	0.0 g	55 mg	13 mg	45.8 g
青梗菜		20 g	2 kcal	0.2 g	0.0 g	50 mg	5 mg	19.1 g
		30 g	4 kcal	0.3 g	0.0 g	75 mg	8 mg	28.6 g
		40 g	5 kcal	0.4 g	0.0 g	100 mg	11 mg	38.1 g
	ゆでると	50 g	6 kcal	0.5 g	0.1 g	125 mg	14 mg	47.7 g
		60 g	7 kcal	0.5 g	0.1 g	150 mg	16 mg	57.2 g
とうもろこし		20 g	20 kcal	0.7 g	0.0 g	58 mg	20 mg	15.1 g
		30 g	30 kcal	1.1 g	0.0 g	87 mg	30 mg	22.6 g
		40 g	40 kcal	1.4 g	0.0 g	116 mg	40 mg	30.2 g
	ゆでると	50 g	50 kcal	1.8 g	0.0 g	145 mg	50 mg	37.7 g
		60 g	59 kcal	2.1 g	0.0 g	174 mg	60 mg	45.2 g
なす		20 g	4 kcal	0.2 g	0.0 g	36 mg	5 mg	18.8 g
		30 g	6 kcal	0.3 g	0.0 g	54 mg	8 mg	28.2 g
		40 g	8 kcal	0.4 g	0.0 g	72 mg	11 mg	37.6 g
	ゆでると	50 g	10 kcal	0.5 g	0.0 g	90 mg	14 mg	47.0 g
		60 g	11 kcal	0.6 g	0.0 g	108 mg	16 mg	56.4 g
にら		20 g	6 kcal	0.5 g	0.0 g	80 mg	5 mg	18.0 g
		30 g	9 kcal	0.8 g	0.0 g	120 mg	8 mg	26.9 g
		40 g	12 kcal	1.0 g	0.0 g	160 mg	10 mg	35.9 g
	ゆでると	50 g	16 kcal	1.3 g	0.0 g	200 mg	13 mg	44.9 g
		60 g	19 kcal	1.6 g	0.0 g	240 mg	16 mg	53.9 g
にんじん		10 g	4 kcal	0.1 g	0.0 g	24 mg	3 mg	8.9 g
		20 g	8 kcal	0.1 g	0.0 g	48 mg	5 mg	17.8 g
		30 g	12 kcal	0.2 g	0.0 g	72 mg	8 mg	26.7 g
	ゆでると	40 g	16 kcal	0.2 g	0.0 g	96 mg	10 mg	35.6 g
		50 g	20 kcal	0.3 g	0.1 g	120 mg	13 mg	44.6 g
白菜		20 g	3 kcal	0.2 g	0.0 g	32 mg	7 mg	19.1 g
		30 g	4 kcal	0.3 g	0.0 g	48 mg	10 mg	28.6 g
		40 g	5 kcal	0.4 g	0.0 g	64 mg	13 mg	38.2 g
	ゆでると	50 g	7 kcal	0.5 g	0.0 g	80 mg	17 mg	47.7 g
		60 g	8 kcal	0.5 g	0.0 g	96 mg	20 mg	57.2 g
ブロッコリー		10 g	3 kcal	0.4 g	0.0 g	18 mg	7 mg	9.1 g
		15 g	4 kcal	0.5 g	0.0 g	27 mg	10 mg	13.7 g
		20 g	5 kcal	0.7 g	0.0 g	36 mg	13 mg	18.3 g
	ゆでると	25 g	7 kcal	0.9 g	0.0 g	45 mg	17 mg	22.8 g
		30 g	8 kcal	1.1 g	0.0 g	54 mg	20 mg	27.4 g

食品名	正味重量	エネルギー	タンパク質	塩分	カリウム	リン	水分
ほうれん草	20 g	5 kcal	0.5 g	0.0 g	98 mg	9 mg	18.3 g
	30 g	8 kcal	0.8 g	0.0 g	147 mg	13 mg	27.5 g
	40 g	10 kcal	1.0 g	0.0 g	196 mg	17 mg	36.6 g
ゆでると	50 g	13 kcal	1.3 g	0.0 g	245 mg	22 mg	45.8 g
	60 g	15 kcal	1.6 g	0.0 g	294 mg	26 mg	54.9 g
根三つ葉	5 g	1 kcal	0.1 g	0.0 g	14 mg	3 mg	4.6 g
	10 g	2 kcal	0.2 g	0.0 g	27 mg	5 mg	9.3 g
	15 g	3 kcal	0.3 g	0.0 g	41 mg	8 mg	13.9 g
ゆでると	20 g	4 kcal	0.5 g	0.0 g	54 mg	11 mg	18.6 g
	30 g	6 kcal	0.7 g	0.0 g	81 mg	16 mg	27.9 g
もやし	20 g	2 kcal	0.3 g	0.0 g	5 mg	5 mg	19.2 g
	30 g	4 kcal	0.5 g	0.0 g	7 mg	7 mg	28.8 g
（緑豆）	40 g	5 kcal	0.6 g	0.0 g	10 mg	10 mg	38.4 g
ゆでると	50 g	6 kcal	0.8 g	0.0 g	12 mg	12 mg	48.0 g
	60 g	7 kcal	1.0 g	0.0 g	14 mg	14 mg	57.5 g
れんこん	10 g	7 kcal	0.1 g	0.0 g	24 mg	8 mg	8.2 g
	15 g	10 kcal	0.2 g	0.0 g	36 mg	12 mg	12.3 g
	20 g	13 kcal	0.3 g	0.0 g	48 mg	16 mg	16.4 g
ゆでると	25 g	17 kcal	0.3 g	0.0 g	60 mg	20 mg	20.5 g
	30 g	20 kcal	0.4 g	0.0 g	72 mg	23 mg	24.6 g

その他

食品名	正味重量	エネルギー	タンパク質	塩分	カリウム	リン	水分
さつまいも	20 g	26 kcal	0.2 g	0.0 g	98 mg	8 mg	13.3 g
	30 g	39 kcal	0.4 g	0.0 g	147 mg	13 mg	19.9 g
	40 g	52 kcal	0.5 g	0.0 g	196 mg	17 mg	26.6 g
蒸すと	50 g	66 kcal	0.6 g	0.0 g	245 mg	21 mg	33.2 g
	60 g	79 kcal	0.7 g	0.0 g	294 mg	25 mg	39.8 g
さつまいも	20 g	33 kcal	0.3 g	0.0 g	108 mg	11 mg	11.6 g
	30 g	49 kcal	0.4 g	0.0 g	162 mg	17 mg	17.4 g
	40 g	65 kcal	0.6 g	0.0 g	216 mg	22 mg	23.2 g
焼くと	50 g	82 kcal	0.7 g	0.0 g	270 mg	28 mg	29.1 g
	60 g	98 kcal	0.8 g	0.0 g	324 mg	33 mg	34.9 g
さといも	10 g	6 kcal	0.2 g	0.0 g	56 mg	5 mg	8.4 g
	20 g	12 kcal	0.3 g	0.0 g	112 mg	9 mg	16.8 g
	30 g	18 kcal	0.5 g	0.0 g	168 mg	14 mg	25.2 g
水煮にすると	40 g	24 kcal	0.6 g	0.0 g	224 mg	19 mg	33.6 g
	50 g	30 kcal	0.8 g	0.0 g	280 mg	24 mg	42.0 g

食品名		正味重量	エネルギー	タンパク質	塩分	カリウム	リン	水分
じゃがいも		10 g	7 kcal	0.2 g	0.0 g	34 mg	3 mg	8.1 g
		20 g	15 kcal	0.3 g	0.0 g	68 mg	5 mg	16.2 g
		30 g	22 kcal	0.5 g	0.0 g	102 mg	8 mg	24.3 g
	水煮にすると	40 g	29 kcal	0.6 g	0.0 g	136 mg	10 mg	32.4 g
		50 g	37 kcal	0.8 g	0.0 g	170 mg	13 mg	40.5 g
山いも		20 g	12 kcal	0.4 g	0.0 g	86 mg	5 mg	16.8 g
（長いも）		30 g	18 kcal	0.6 g	0.0 g	129 mg	8 mg	25.3 g
		40 g	24 kcal	0.8 g	0.0 g	172 mg	10 mg	33.7 g
	水煮にすると	50 g	30 kcal	1.0 g	0.0 g	215 mg	13 mg	42.1 g
		60 g	35 kcal	1.2 g	0.0 g	258 mg	16 mg	50.5 g
えのきだけ		5 g	1 kcal	0.1 g	0.0 g	14 mg	6 mg	4.4 g
		10 g	2 kcal	0.3 g	0.0 g	27 mg	11 mg	8.9 g
		15 g	3 kcal	0.4 g	0.0 g	41 mg	17 mg	13.3 g
	ゆでると	20 g	4 kcal	0.6 g	0.0 g	54 mg	22 mg	17.7 g
		30 g	7 kcal	0.8 g	0.0 g	81 mg	33 mg	26.6 g
しいたけ		5 g	1 kcal	0.1 g	0.0 g	13 mg	3 mg	4.5 g
		10 g	2 kcal	0.2 g	0.0 g	25 mg	7 mg	9.0 g
		15 g	3 kcal	0.4 g	0.0 g	38 mg	10 mg	13.4 g
	ゆでると	20 g	4 kcal	0.5 g	0.0 g	50 mg	13 mg	17.9 g
		25 g	5 kcal	0.6 g	0.0 g	63 mg	17 mg	22.4 g
しいたけ		5 g	2 kcal	0.2 g	0.0 g	11 mg	2 mg	4.0 g
（干し）		10 g	4 kcal	0.3 g	0.0 g	22 mg	4 mg	7.9 g
		15 g	6 kcal	0.5 g	0.0 g	33 mg	6 mg	11.9 g
	ゆでると	20 g	8 kcal	0.6 g	0.0 g	44 mg	9 mg	15.8 g
		30 g	13 kcal	1.0 g	0.0 g	66 mg	13 mg	23.7 g
まいたけ		10 g	2 kcal	0.3 g	0.0 g	16 mg	9 mg	9.2 g
		20 g	3 kcal	0.6 g	0.0 g	32 mg	18 mg	18.4 g
		30 g	5 kcal	0.9 g	0.0 g	48 mg	27 mg	27.6 g
	ゆでると	40 g	7 kcal	1.2 g	0.0 g	64 mg	36 mg	36.8 g
		50 g	9 kcal	1.6 g	0.0 g	80 mg	45 mg	46.1 g
ぎんなん		2 g	3 kcal	0.1 g	0.0 g	12 mg	2 mg	1.2 g
		3 g	5 kcal	0.1 g	0.0 g	17 mg	2 mg	1.8 g
		4 g	7 kcal	0.2 g	0.0 g	23 mg	3 mg	2.4 g
	ゆでると	5 g	8 kcal	0.2 g	0.0 g	29 mg	4 mg	2.9 g
		6 g	10 kcal	0.2 g	0.0 g	35 mg	5 mg	3.5 g
栗		10 g	17 kcal	0.4 g	0.0 g	46 mg	7 mg	5.8 g
		15 g	25 kcal	0.5 g	0.0 g	69 mg	11 mg	8.8 g
		20 g	33 kcal	0.7 g	0.0 g	92 mg	14 mg	11.7 g
	ゆでると	25 g	42 kcal	0.9 g	0.0 g	115 mg	18 mg	14.6 g
		30 g	50 kcal	1.1 g	0.0 g	138 mg	22 mg	17.5 g

さくいん

【あ】

アーモンド(フライ・味つけ) … 85
アイスクリーム(高脂肪) …… 107
アイスクリーム(普通脂肪) … 107
アイスミルクキャンデー …… 107
合いびき肉
　(牛50%・豚50%) ……… 35
あおやぎ ……………………… 49
揚げせんべい ……………… 103
あこうだい …………………… 41
あさり ………………………… 52
あさり水煮缶 ………………… 57
あじ …………………………… 41
あじのたたき ………………… 47
あじの開き干し ……………… 54
あずき(乾燥) ………………… 63
アスパラガス(グリーン) …… 65
アスパラガス
　(ホワイト・缶詰) ………… 65
厚揚げ ………………………… 61
アップルパイ ……………… 104
あなご ………………………… 41
油揚げ ………………………… 61
アボカド ……………………… 78
あまえび ……………………… 49
甘栗(中国栗) ………………… 86
あまだい ……………………… 41
あめ玉 ……………………… 102
アメリカンチェリー ………… 79
鮎(養殖) ……………………… 41
新巻きざけ …………………… 44
あられ ……………………… 104
あわび ………………………… 52
あんず(缶詰) ………………… 83
あんずジャム ………………… 90
あんパン …………………… 108
イーストドーナッツ ……… 108
いいだこ ……………………… 52
いか(刺し身) ………………… 50
いか塩辛 ……………………… 57
いか(するめいか) …………… 51
イクラ ………………………… 57
いさき ………………………… 41
板かまぼこ …………………… 55

いちご ………………………… 78
いちごジャム ………………… 90
いちじく ……………………… 78
いぼだい ……………………… 42
今川焼き ……………………… 99
いもかりんとう …………… 103
いよかん ……………………… 78
いわし(まいわし) …………… 42
いわし丸干し ………………… 54
いわしみりん干し
　(かたくちいわし) ………… 54
いんげん豆(乾燥) …………… 63
インスタントコーヒー ……… 93
ウイスキー …………………… 97
ういろう ……………………… 99
ウインナーソーセージ ……… 39
ウーロン茶(浸出液) ………… 92
ウオッカ ……………………… 98
うぐいす豆 …………………… 64
ウスターソース …………… 111
うずらの卵 …………………… 58
うずらの卵水煮缶 …………… 58
うずら豆 ……………………… 64
うどん(ゆで) ………………… 32
うどん(干し) ………………… 32
うなぎ(蒲焼き) ……………… 42
うに …………………………… 50
梅酒 …………………………… 98
枝豆(生) ……………………… 61
えのきだけ …………………… 75
エリンギ ……………………… 75
オイスターソース ………… 109
おから ………………………… 62
オクラ ………………………… 65
おこし ……………………… 103
おたふく豆 …………………… 64
オリーブ油 …………………… 91
オレンジジュース・
　50%果汁入り飲料 ……… 94
オレンジジュース・
　30%果汁入り飲料 ……… 94
オレンジジュース・
　ストレートジュース ……… 94
オレンジジュース・
　濃縮還元ジュース ………… 94
オレンジ(バレンシア) ……… 78

オレンジマーマレード ……… 90

【か】

貝割れ大根 …………………… 65
柿 ……………………………… 78
かき(むき身) ………………… 53
角砂糖 ………………………… 88
加工乳(濃厚) ………………… 58
かじき(めかじき) …………… 42
カシューナッツ
　(フライ・味つけ) ………… 85
かしわもち …………………… 99
カスタードプリン ………… 105
カステラ ……………………… 99
片栗粉 ………………………… 74
かつお(春獲り・刺し身) …… 48
かつお・昆布だし ………… 112
かつおだし ………………… 112
カットわかめ ………………… 77
かに風味かまぼこ …………… 55
かのこ ………………………… 99
かぶ(根) ……………………… 65
かぼちゃ ……………………… 65
かぼちゃの種(いり・味つけ) … 85
かます ………………………… 42
かまぼこ→板かまぼこ ……… 55
カマンベールチーズ ………… 60
かも肉(合いがも) …………… 38
辛子明太子 …………………… 56
カリフラワー ………………… 66
かりんとう(黒) …………… 103
かれい(まがれい) …………… 42
かわらせんべい …………… 104
乾燥いも→干しいも ………… 73
かんぱち(刺し身) …………… 48
がんもどき …………………… 62
キウイフルーツ ……………… 79
きくらげ(黒・乾燥) ………… 75
きす(背開き) ………………… 43
きな粉 ………………………… 62
絹ごし豆腐 …………………… 61
キャベツ ……………………… 66
キャラメル ………………… 106
牛肩ロース肉(輸入牛) ……… 34
牛肩ロース肉(和牛) ………… 34

牛タン……………… 35	クレソン……………… 66	桜もち(関西風)……… 100
牛肉大和煮缶詰……… 40	黒砂糖………………… 88	桜もち(関東風)……… 100
牛乳→普通牛乳……… 58	クロワッサン………… 31	さくらんぼ(国産)…… 79
牛バラ肉(輸入牛)…… 34	鶏卵…………………… 58	さけ水煮缶…………… 57
牛バラ肉(和牛)……… 34	ケーキドーナッツ…… 108	さざえ………………… 53
牛ひき肉……………… 35	毛がに………………… 52	ささげ(乾燥)………… 63
牛ヒレ肉(輸入牛)…… 35	玄米ご飯……………… 30	ささ身………………… 37
牛ヒレ肉(和牛)……… 35	玄米茶(浸出液)……… 92	さつま揚げ…………… 56
牛もも肉(輸入牛)…… 34	紅茶(浸出液)………… 92	さつまいも…………… 73
牛もも肉(和牛)……… 34	高野豆腐……………… 62	干しいも……………… 73
きゅうり……………… 66	氷砂糖………………… 88	里いも………………… 73
牛レバー……………… 35	コーヒー(浸出液)…… 93	さば(輸入)…………… 44
京菜(水菜)…………… 66	コーヒー飲料	サブレ………………… 105
玉露(浸出液)………… 92	(缶・乳成分入り)… 93	さやいんげん………… 67
切り干し大根………… 69	コーヒーシュガー…… 89	さやえんどう………… 67
切りもち……………… 30	コーヒーホワイトナー	さより………………… 45
きんき………………… 43	(乳脂肪)…………… 59	サラダ油(調合油)…… 91
キングサーモン……… 44	ゴーヤ………………… 66	サラダ菜……………… 67
銀ざけ………………… 44	コーラ………………… 94	ざらめ糖(中ざら)…… 89
銀だら………………… 43	コーンスターチ……… 74	三温糖………………… 88
きんつば……………… 99	コーンスナック……… 106	さんま………………… 45
ぎんなん……………… 85	コーンフレーク……… 33	さんま開き干し……… 54
きんめだい…………… 43	穀物酢………………… 109	さんまみりん干し…… 54
草もち………………… 100	固形コンソメ………… 112	さわら………………… 45
串団子(あん)………… 100	こしあん(あずき)…… 64	しいたけ……………… 75
串団子(しょうゆ)…… 100	粉砂糖………………… 89	しいたけ(干し)……… 75
くずきり(乾燥)……… 74	粉チーズ(パルメザン)… 60	しいたけだし………… 112
くずまんじゅう……… 101	こはだ(酢じめ)……… 43	塩……………………… 109
クッキー……………… 105	ごぼう………………… 67	塩せんべい(厚焼き)… 103
グラニュー糖………… 88	ごま(いり)…………… 86	塩せんべい(薄焼き)… 103
栗(甘露煮)…………… 85	ごま油………………… 91	ししとうがらし……… 67
栗(日本)……………… 85	小松菜………………… 67	しじみ………………… 53
クリームチーズ……… 59	小麦粉………………… 33	ししゃも
クリームパン………… 108	米……………………… 30	(子持ち・カラフトししゃも)・54
グリーンアスパラガス	米酢…………………… 109	しそ…………………… 68
→アスパラガス…… 65	子持ちがれい………… 43	したびらめ(下処理したもの)・45
栗まんじゅう………… 102	コンソメ→固形コンソメ… 112	芝えび………………… 51
グリンピース(生)…… 63	コンデンスミルク…… 59	じゃがいも…………… 73
車えび………………… 51	こんにゃく…………… 73	しゃこ(ゆで)………… 51
くるみ………………… 86	コンビーフ(缶詰)…… 40	ジャムパン…………… 108
グレープフルーツ…… 79	昆布だし……………… 112	シュークリーム……… 104
グレープフルーツジュース・		春菊…………………… 68
50%果汁入り飲料…… 95	【さ】	紹興酒………………… 97
グレープフルーツジュース・		焼酎(乙類)…………… 97
ストレートジュース… 95	西京みそ(甘みそ)…… 110	焼酎(甲類)…………… 97
グレープフルーツジュース・	サイダー……………… 94	しょうゆ(うすくち)… 110
20%果汁入り飲料…… 95	サウザンアイランド	しょうゆ(こいくち)… 110
グレープフルーツジュース・	ドレッシング……… 111	ショートケーキ……… 104
濃縮還元ジュース…… 95	さくらえび(素干し)… 55	しょうが……………… 68

上白糖	88	
食パン	31	
ショルダーベーコン	39	
しらす干し	55	
しらたき	73	
しろしょうゆ	110	
ジン	98	
信州みそ(淡色・辛みそ)	110	
酢	109	
すいか	79	
すずき(刺し身)	48	
砂肝	37	
スナップえんどう	68	
スパゲティ(乾燥)	33	
すもも(プラム)	79	
スライスチーズ	60	
清酒(調味料)	110	
清酒→日本酒	96	
精製塩	109	
精白米→米	30	
赤飯	30	
ゼラチン	40	
セロリ	68	
仙台みそ(赤色・辛みそ)	110	
煎茶(浸出液)	92	
そうめん(乾燥)	32	
そば(干し)	32	
そば(ゆで)	32	
ソフトサラミソーセージ	39	
そら豆(生)	63	

【た】

たい(まだい・刺し身)	48
たい(まだい・養殖)	45
大根	68
大正えび(無頭)	51
大豆(ゆで)	61
大福	100
たい焼き	101
たけのこ(ゆで)	69
たこ(ゆで)足	52
たこ(まだこ・ゆで)	50
だし	112
たちうお	45
卵→鶏卵	58
玉ねぎ(生)	69
たら(生だら)	46
たらこ	56

たらばがに	52
チェダーチーズ	60
ちくわ→焼きちくわ	56
中華だし	112
中華麺(生)	32
中華麺(蒸し)	33
中濃ソース	111
チョココロネ	108
チリソース	111
ちりめんじゃこ (しらす干し・半乾燥品)	55
青梗菜(生)	69
つぶあん(あずき)	64
つみれ	56
豆乳	62
豆板醤	109
とうもろこし(缶詰)	69
とうもろこし(生)	69
トマト	70
トマト缶(ホール)	70
トマトケチャップ	111
トマトピューレー	111
どら焼き	101
とり貝	50
鶏ひき肉	37
鶏胸肉(皮つき)	37
鶏もも肉(皮つき)	37
鶏レバー	37
ドレッシング	111
ドロップ	106
とろろ昆布	77
とんかつソース	111

【な】

長ねぎ	70
なし(西洋なし)	80
なし(日本なし)	80
なす	70
納豆	62
夏みかん	80
生揚げ→厚揚げ	61
生クリーム(乳脂肪)	59
生ざけ(白ざけ)	44
生ハム(長期熟成)	38
生八つ橋(あん入り)	101
並塩(粗塩)	109
なめこ(ゆで)	75
南部せんべい(ごま入り)	104

にがうり→ゴーヤ	66
にじます	47
にしん	46
煮干しだし	112
日本酒(清酒・吟醸酒)	96
日本酒(清酒・純米酒)	96
にら	70
にんじん	71
にんにく	71
ネクタリン	80
根三つ葉	72
ねりきり	101
ねりようかん	102

【は】

胚芽米ご飯	30
パイナップル	80
パイナップル(缶詰)	83
白菜	71
白桃(缶詰)	83
白米ご飯	30
バター(無塩)	91
バター(有塩)	91
バターピーナッツ	87
バターロール	31
はちみつ	89
はっさく	80
八丁みそ(豆みそ)	110
発泡酒	96
バナナ	81
馬肉	38
パパイア	81
はまぐり	53
はまち(刺し身)	48
はも(骨切りしたもの)	46
はるさめ(緑豆・乾燥)	74
パルメザンチーズ→粉チーズ (パルメザン)	60
パン粉	33
はんぺん	56
ビーフン(乾燥)	33
ピーマン	71
ビール(黒)	96
ビール(淡色)	96
ひじき(干し)	77
ビスケット	105
ピスタチオ(いり・味つけ)	86
ピュアココア	93

ひよこ豆 · · · · · · · · · · · · · · · 63	マカダミアナッツ	**【や】**
ひらめ(刺し身) · · · · · · · · 48	(いり・味つけ) · · · · · · · · · · 86	焼きちくわ · · · · · · · · · · · · · · · 56
ひらめ(養殖) · · · · · · · · · · · 46	まぐろ(赤身) · · · · · · · · · · · · · 49	焼き鳥缶詰 · · · · · · · · · · · · · · 40
びわ · 81	まぐろ(大トロ) · · · · · · · · · · · 49	焼き海苔 · · · · · · · · · · · · · · · · · 77
ふぐ(とらふぐ) · · · · · · · · · · · 49	まぐろ(中トロ) · · · · · · · · · · · 49	焼き豚 · · · · · · · · · · · · · · · · · · · 40
豚バラ肉 · · · · · · · · · · · · · · · · 36	まぐろ油漬け缶 · · · · · · · · · · 57	山いも(いちょういも) · · · · · 74
豚ひき肉 · · · · · · · · · · · · · · · · 36	まぐろ水煮缶 · · · · · · · · · · · · 57	山いも(長いも) · · · · · · · · · · · 74
豚ヒレ肉 · · · · · · · · · · · · · · · · 36	ます(カラフトます) · · · · · · · 46	ゆであずき(砂糖入り・缶詰) · 64
豚もも肉(皮下脂肪なし) · · 36	マッシュルーム · · · · · · · · · · · 76	ゆべし · · · · · · · · · · · · · · · · · · 102
豚レバー · · · · · · · · · · · · · · · · · 36	まつたけ · · · · · · · · · · · · · · · · · 76	洋なし(缶詰) · · · · · · · · · · · · · 83
豚ロース肉(脂身つき) · · · · · 36	松の実(いり) · · · · · · · · · · · · · 86	洋風だし · · · · · · · · · · · · · · · · 112
普通牛乳 · · · · · · · · · · · · · · · · 58	マドレーヌ · · · · · · · · · · · · · · 105	ヨーグルト(全脂無糖) · · · · · 59
ぶどう(巨峰) · · · · · · · · · · · · · 81	まながつお · · · · · · · · · · · · · · · 47	ヨーグルト(脱脂加糖) · · · · · 59
ぶどう(デラウェア) · · · · · · · · 81	マヨネーズ(全卵型) · · · · · 111	
ぶどう酢 · · · · · · · · · · · · · · · · 109	マンゴー · · · · · · · · · · · · · · · · · 82	**【ら】**
ぶどうパン · · · · · · · · · · · · · · · 31	みかん · · · · · · · · · · · · · · · · · · · 82	ラー油 · · · · · · · · · · · · · · · · · · 109
ブラックタイガー(無頭) · · · · 51	みかん(缶詰) · · · · · · · · · · · · · 83	ラクトアイス(普通脂肪) · · · 107
フランクフルトソーセージ · · 39	みかんジュース・	落花生(いり) · · · · · · · · · · · · · 87
フランスパン · · · · · · · · · · · · · · 31	50%果汁入り飲料 · · · · · · · 94	ラム · 98
ブランデー · · · · · · · · · · · · · · · · 97	みかんジュース・	りんご · · · · · · · · · · · · · · · · · · · 82
ぶり · 46	ストレートジュース · · · · · · · 94	りんごジャム · · · · · · · · · · · · · · 90
ブルーベリー · · · · · · · · · · · · · · 81	みかんジュース・	りんごジュース・
ブルーベリージャム · · · · · · · · 90	濃縮還元ジュース · · · · · · · 94	50%果汁入り飲料 · · · · · · · 95
プルーン(ドライ・種あり) · · · 84	みかんジュース・	りんごジュース・
プレスハム · · · · · · · · · · · · · · · 38	20%果汁入り飲料 · · · · · · · 94	30%果汁入り飲料 · · · · · · · 95
フレンチドレッシング · · · · · 111	水あめ · · · · · · · · · · · · · · · · · · · 89	りんごジュース・
プロセスチーズ · · · · · · · · · · · 60	水菜→京菜(水菜) · · · · · · · · 66	ストレートジュース · · · · · · · 95
ブロッコリー · · · · · · · · · · · · · · 71	水ようかん · · · · · · · · · · · · · · 102	りんごジュース・
ベーコン · · · · · · · · · · · · · · · · · 39	みそ · 110	濃縮還元ジュース · · · · · · · 95
紅ざけ · · · · · · · · · · · · · · · · · · · 44	ミニトマト · · · · · · · · · · · · · · · · 70	りんご酢 · · · · · · · · · · · · · · · · 109
ほうじ茶(浸出液) · · · · · · · · · 92	みょうが · · · · · · · · · · · · · · · · · 72	レタス · · · · · · · · · · · · · · · · · · · 72
ほうれん草 · · · · · · · · · · · · · · · 71	みりん · · · · · · · · · · · · · · · · · · 110	レバーペースト · · · · · · · · · · · 40
干しあんず · · · · · · · · · · · · · · · 84	みりん風味調味料 · · · · · · · · 110	れんこん · · · · · · · · · · · · · · · · · 72
干しいも · · · · · · · · · · · · · · · · · 73	ミルクココア · · · · · · · · · · · · · · 93	ローストビーフ · · · · · · · · · · · 39
干し貝柱(ほたて) · · · · · · · · · 55	ミルクチョコレート · · · · · · · 107	ロースハム · · · · · · · · · · · · · · · 38
干し柿 · · · · · · · · · · · · · · · · · · · 84	ムール貝 · · · · · · · · · · · · · · · · · 53	
干しぶどう(レーズン) · · · · · · 84	麦茶(浸出液) · · · · · · · · · · · · · 93	**【わ】**
ほたて貝(ゆで・むき身) · · · 53	蒸しまんじゅう · · · · · · · · · · · 101	ワイン(赤) · · · · · · · · · · · · · · · 97
ほたて貝の貝柱(刺し身) · · 50	むつ · 47	ワイン(白) · · · · · · · · · · · · · · · 96
ポップコーン · · · · · · · · · · · · · 106	メープルシロップ · · · · · · · · · · 89	わかさぎ · · · · · · · · · · · · · · · · · 47
ポテトチップス · · · · · · · · · · · 106	めばる · · · · · · · · · · · · · · · · · · · 47	わかめ(塩蔵・塩抜き) · · · · · · 77
ホワイトチョコレート · · · · · 106	メロン(プリンスメロン) · · · · 82	ワッフル
ほんしめじ · · · · · · · · · · · · · · · 76	メロン(マスクメロン) · · · · · 82	(カスタードクリーム入り) · 105
ボンレスハム · · · · · · · · · · · · · 38	めんつゆ(ストレート) · · · · · 110	和風だし(顆粒) · · · · · · · · · · 112
	もち→切りもち · · · · · · · · · · · 30	
【ま】	もなか · · · · · · · · · · · · · · · · · · 102	
マーガリン · · · · · · · · · · · · · · · 91	木綿豆腐 · · · · · · · · · · · · · · · · 61	
まいたけ · · · · · · · · · · · · · · · · · 76	桃 · 82	
	もやし(緑豆) · · · · · · · · · · · · · 72	

【著者紹介】
● 吉田美香（よしだ みか）
管理栄養士。日本糖尿病療養指導士。1996年、服部栄養専門学校卒業後、食材の宅配会社に勤務し、メニュー開発や糖尿病食の献立作成に従事。その後、医療・健康情報の提供や医療施設での栄養指導に携わるなど多方面で活躍中。

表紙デザイン／HBスタジオ
本文レイアウト／HBスタジオ
イラスト／荒井孝昌
写真／赤坂光雄・圷 邦信・渡辺七奈・主婦の友写真室
編集デスク／南條耕介（主婦の友社）

腎臓病の人のための早わかり食品成分表

著　者　吉田美香
発行者　平野健一
発行所　株式会社主婦の友社
　　　　郵便番号141-0021　東京都品川区上大崎3-1-1目黒セントラルスクエア
　　　　電話（編集）03-5280-7537
　　　　　　（販売）03-5280-7551
印刷所　凸版印刷株式会社

■内容に関するお問い合わせ、また印刷・製本など製造上の不良がございましたら、主婦の友社（☎03-5280-7537）までご連絡下さい。
■主婦の友社発行の書籍・ムックのご注文は、お近くの書店か主婦の友社コールセンター（☎0120-916-892）まで。
＊お問い合わせ受付時間　土・日・祝日を除く　月〜金　9:30〜17:30
■主婦の友社ホームページ　https://shufunotomo.co.jp/

Ⓒ SHUFUNOTOMO CO.,LTD. 2010 Printed in Japan
ISBN978-4-07-271667-0

Ⓡ本書を無断で複写複製（電子化を含む）することは、著作権法上の例外を除き、禁じられています。本書をコピーされる場合は、事前に公益社団法人日本複製権センター（JRRC）の許諾を受けてください。また本書を代行業者等の第三者に依頼してスキャンやデジタル化することは、たとえ個人や家庭内の利用であっても一切認められておりません。
JRRC〈https://jrrc.or.jp　eメール:jrrc_info@jrrc.or.jp　電話:03-6809-1281〉
に-022827